Brown rice
    현미(잡곡)밥 먹고

Mind control
    긍정적인 마음으로

Walking
    걷기만 하면 다이어트 성공!

잉크가

_____님의

다이어트 성공을 기원합니다!

잉크 (Enjoy Contents + Enjoy Creative)는 '위즈덤하우스'의
감성·실용(어학)·에세이 전문 브랜드입니다.

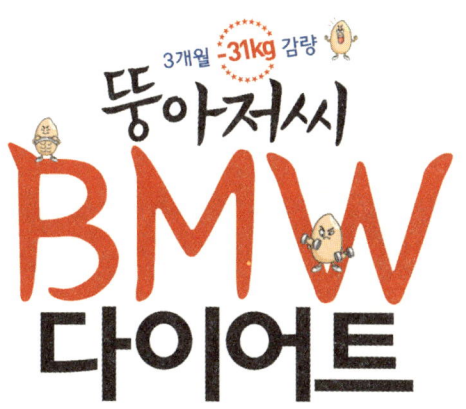

3개월 -31kg 감량

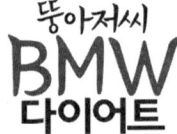
뚱아저씨
BMW
다이어트

초판 1쇄 발행 2010년 6월 10일 초판 5쇄 발행 2011년 5월 13일

지은이 황동열(뚱아저씨) 펴낸이 연준혁

출판 9분사 편집장 배민수
편집 임명진 디자인 조은덕
제작 이재승 송현주

펴낸곳 (주)위즈덤하우스 | 출판등록 2000년 5월 23일 제13-1071호
주소 경기도 고양시 일산동구 장항동 846번지 센트럴프라자 6층
전화 031-936-4000 | 팩스 031-903-3891
홈페이지 www.wisdomhouse.co.kr
종이 월드페이퍼 | 출력 플러스안 | 인쇄 프린팅하우스 | 제본 서정바인텍

ⓒ황동열, 2010
값 11,800원 ISBN 978-89-92736-22-0 13510

* 잘못된 책은 바꿔드립니다.
* 이 책의 전부 또는 일부 내용을 재사용하려면
  사전에 저작권자와 (주)위즈덤하우스의 동의를 받아야 합니다.

국립중앙도서관 출판시도서목록(CIP)

```
뚱아저씨 BMW 다이어트 / 황동열. — 고양 : 위즈덤하우스, 2010
    p. ;  cm

ISBN 978-89-92736-22-0 13510 : ₩11800

다이어트[diet]

512.54-KDC5
615.854-DDC21                           CIP2010001865
```

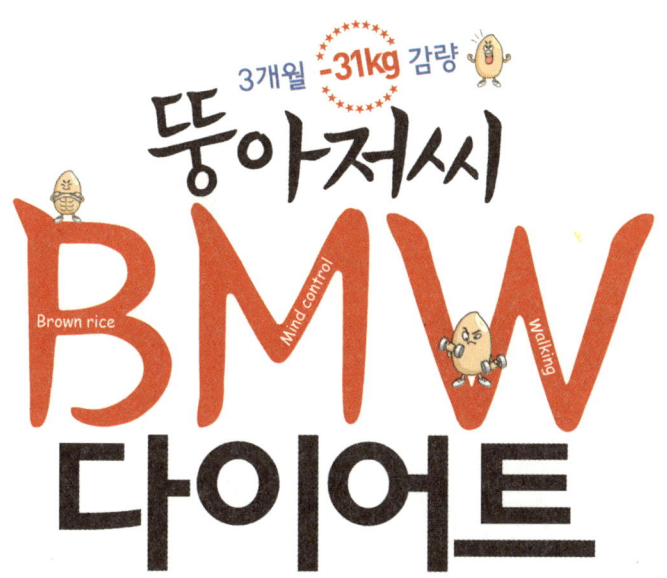

3개월 -31kg 감량

뚱아저씨 BMW 다이어트

Brown rice Mind control Walking

다이어트 컨설턴트 **뚱아저씨 황동열** 지음

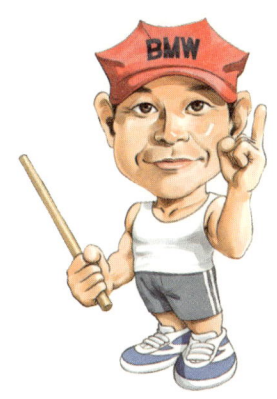

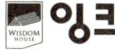

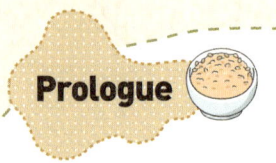

Prologue

날씬한 인생은 뚱아저씨도 춤추게 한다

　석 달만에 -31kg 감량, 70kg의 몸무게를 3년 동안 유지, 연 1만 명의 다이어터들과 생사고락을 함께하는 다이어트 컨설턴트…. 지금의 제 모습입니다.
　하지만 불과 몇 년 전만 해도 100kg이 훌쩍 넘는 거구에, 고혈압과 고지혈증, 내장지방 과다로 목숨까지 위협받던 심각한 뚱뚱보였죠.
　늘 무기력했고, 콜라와 햄버거를 우적거리며 움직이는 걸 세상에서 제일 싫어했던 제가 3개월이라는 짧은 시간에 -31kg 감량이라는 쾌거를 이룬 건, 원푸드 다이어트도 돈을 쏟아 붓는 비만관리실 다이어트나 지방흡입 수술도 아니었습니다.
　3개월 -31kg의 저력은 바로, 제가 개발한 BMW 다이어트에 있었죠.

Brown rice　　현미(잡곡)밥 먹고
Mind control　긍정적인 마음으로
Walking　　　 걷기만 하면 다이어트 성공!

　하지만 저에게도 시련은 있었습니다. 매번 '더 이상 뚱땡이로 살 수 없어!'를 외치다가도 음식 앞에만 서면 '그냥 이대로 뚱땡이로 살지 뭐' 하고 포기해 버리기 일쑤였죠. 치킨 앞에 무너지고, 튀김 앞에 이성의 끈을 놓아버리곤 했으니까요.

매번 실패하는 데는 지나치게 먹는 양을 조절해야 하는 기존의 다이어트 법들도 한몫 단단히 했습니다. 하지만 밥만 현미밥으로 바꾸면 뭐든 먹어도 되는 신개념 BMW 다이어트를 개발하고, 제 스스로 베타테스터가 되어 실행하는 동안 다이어트가 이렇게 즐거울 수도 있구나 생각했습니다.

세상엔 맛있는 음식이 너무나도 많고, 살은 빼야 하고…. 끝나지 않는 딜레마입니다. 그런데 밥만 바꾸면 뭐든지 먹을 수 있다니! 이렇게 신바람 나는 소식이 어딨을까요. 죽기보다 싫었던 근력운동요? 잊어버려도 됩니다. 그저 즐겁고 가볍게 걷기만 하면 됩니다. 몰라보게 살이 쑥쑥 빠집니다.

믿기 힘드시다고요? 연 1만 명이 넘는 회원들이 이를 증명하고 있습니다. BMW 다이어트로 구원받은 수많은 다이어터들은 벌써 BMW 다이어트의 광팬이 되었습니다.

날씬해진 모습을 꿈꾸는 여러분들, 언제까지 꿈만 꿀 겁니까? BMW 다이어트와 만나면 S라인과 王자 복근은 더 이상 꿈이 아닙니다.

당신의 몸에 王자가 새겨지는 그날까지, BMW 다이어트는 당신을 응원할 겁니다.

2010년 6월,
BMW 다이어트 창시자
다이어트 컨설턴트 뚱아저씨

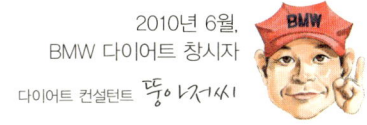

Contents

Prologue 날씬한 인생은 뚱아저씨도 춤추게 한다 · **008**

3개월 −31kg, 뚱아저씨의 다이어트 성공기

직장생활 3년 만에 100kg 돌파 · **017** | 요행수 노리다 요요에게 한 방 먹다 · **022** | 새 옷을 늘려 입으라고? · **028** | 10분 만에 포기한 청계산 등반 · **033** | 비만 일등 공신 떡볶이 & 일드 · **036** | 나의 버킷 리스트는 다이어트! · **041** | 제대로 독한 놈(?)이 되다 · **048** | 때론 선의의 거짓말도 필요하다 · **057** | 진정한 노력은 배신하지 않는다 · **062** | 달콤한 포식 뒤 찾아온 +4.5kg · **067** | 히딩크식 훈련으로 정체기를 극복하다 · **073** | 다이어트 성공, 그 후의 이야기 · **078**

PART2

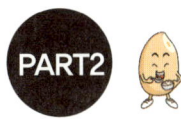

BMW 다이어트 성공 매뉴얼

BMW 다이어트 워밍업 · 087

현실적인 다이어트 목표 세우기 · 088
목표 체중과 BMI가 제 1순위 · 089 | 내 몸속 체지방률부터 파악하라 · 091 | 나에게 맞는 근육량은 따로 있다 · 093 | 확실한 목표 사이즈가 다이어트 성공을 좌우한다 · 094

내게 맞는 다이어트 레벨은? · 097
다이어트 레벨 F_바보들만 하는 작심삼일 다이어트 · 098 | 다이어트 레벨 D_본전도 못 찾는 상업 다이어트 · 099 | 다이어트 레벨 C_스트레스만 쌓이는 저열량 다이어트 · 101 | 다이어트 레벨 B_요요가 따라오는 소식 & 운동 다이어트 · 103 | 다이어트 레벨 A_평생 날씬한 몸매 보장 BMW 다이어트 · 105

다이어트 목표 기간 설정하기 · 107

내게 맞는 식사 스타일 찾기 · 112
나의 기초 대사량은 얼마일까? · 113 | 나에게 필요한 식사량 알아보기 · 117

이것이 신개념 BMW 다이어트다! · 121

Brown rice(현미밥) BMW 다이어트 성공 파트너 · 122

현미밥의 놀라운 다이어트 효과 · 123 | 살 빼주는 현미밥 맛있게 짓는 법 · 125 | BMW 다이어트 성공 식단 대공개 · 127 | BMW 다이어트가 인정한 건강한 군것질 음식 · 128

Mind control(마인드 컨트롤) 긍정적 마인드는 고래도 날씬하게 한다 · 138

'살을 빼면 좋은 점' 리스트를 작성하라 · 139 | 배고픔보다 '마음 고픔'에 유의하라 · 142 | 정체기에 휘둘리지 마라 · 145 | 각자 성격에 맞게 체중을 재라 · 148 | 체중과 체지방이 비례한다고 착각하지 마라 · 152 | 세트 포인트를 하향 조정하라 · 155 | 주변의 도움을 구하라 · 158 | 3분간 미친 듯이 웃으며 하루를 시작하라 · 161 | 나만의 격언을 만들어라 · 162 | 다이어트 멘토를 만들어라 · 164

Walking(걷기 운동) 다이어터들에게 최고의 운동법 · 168

식욕을 잡아주는 걷기 운동 · 169 | 걷기에도 노하우가 있다 · 170 | 걷기 운동에도 단계가 있다 · 173 | 다치지 않고 건강하게 걷는 법 · 175 | 멋진 몸매로 다듬어 주는 웨이트 트레이닝 · 178 | 집에서도 살 뺄 수 있는 트레이닝 방법 · 181

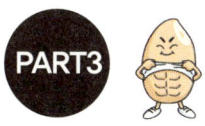

PART3

BMW 다이어트로 인생이 달라졌다!

출산 후 망가진 몸매, BMW로 고쳤어요 _ID 딸기맘·**186** | 47kg 감량해 예쁜 여친까지 얻었어요! _ID 천공의 성·**189** | 현미밥 덕에 70대에 다이어트 성공! _ID 소영할머니·**193** | 거식증도 고치고, 이제 즐겁게 살빼요 _ID 푸르츠0214·**196** | 직장인 뱃살, 공원 걷기로 해결했어요_ ID 행복한 계절·**200** | 소아비만 안녕~ 33kg을 빼고 인기녀로 등극했어요 _ID 게이트·**203**

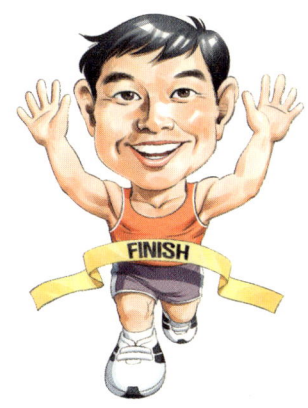

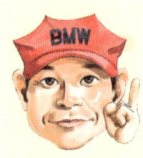

다이어트에는 인내가 필수입니다. 먹고 싶은 음식을 꾹 참는 인내, 정체기를 극복해내는 인내, 요령 피우지 않고 운동을 하는 인내. 그것만이 고도 비만을 극복하는 길입니다.
다이어트에 꼭 성공해야겠다고 굳게 결심했다면 100리터의 땀과 1리터의 눈물을 흘릴 각오로 다부지게 임하세요. 그러면 반드시 성공합니다. 그때의 그 열매는 흘린 땀과 눈물의 양보다 더 달콤할 겁니다.

PART 1

3개월 -31kg, 뚱아저씨의 다이어트 성공기

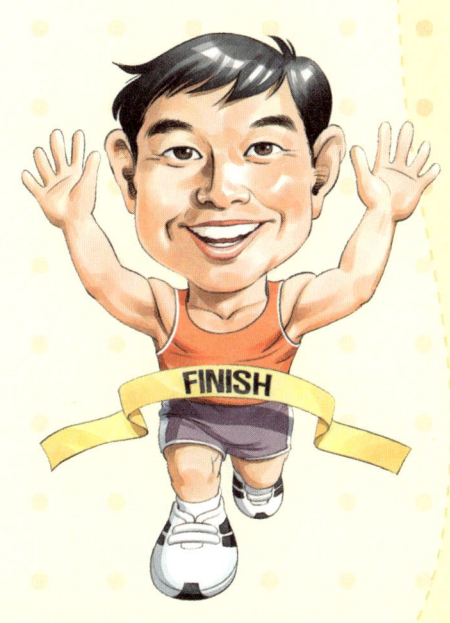

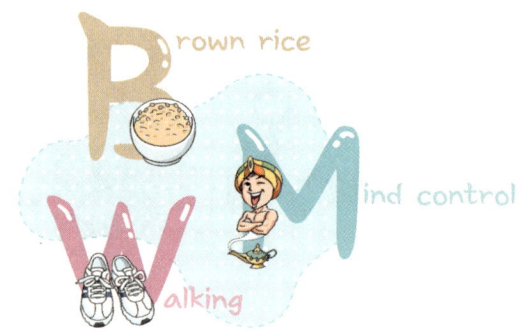

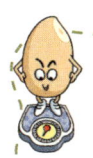
직장생활 3년 만에 100kg 돌파

어린 시절, 저는 볼 살이 약간 통통한 아이였습니다. 살이 쪘다는 소리를 들을 정도는 아니었죠.

요즘엔 과체중 또는 비만 어린이가 전체 40명도 채 되지 않는 한 반 인원 중 10여 명이 넘는다는 통계가 나올 정도로 소아비만이 많지요. 하지만 제가 초등학교를 다니던 1970년대만 해도 비만 아동이 드물었습니다. 80명이 훌쩍 넘는 콩나물 시루같은 교실에 뚱뚱한 아이는 한두 명 될까 말까 했으니까요.

1970년대는 비만을 유발하는 대표적인 음식인 햄버거나 피자 같은 패스트푸드가 우리나라에 들어오지도 않았을 때랍니다. 사이다나 콜라와 같은 탄산음료도 지금처럼 흔치 않아서 일 년에 두 번 있는 소풍 때나 가끔 마시는 정도였지요. 또한 정부에서 대대적으로 혼합 곡식을 장려했기 때문에 아이들의 도시락에는 쌀과 보리, 콩 등을 섞은 혼합 잡곡밥과 김치, 시금치 반찬이 전부였습니다. 흰쌀밥 도시락을 싸온 아이는 여지없이 선생님께 혼나던 시절이었죠.

과외나 PC방도 없던 때라 학교 수업이 끝나면 아이들은 삼삼오오 짝을 지어 학교 운동장이나 동네 놀이터, 공터에서 하루 종일 뛰어놀았습니다. 그렇게 두어 시간 뛰어놀다보면 온 몸이 후끈거릴 정도로 열이 나고 얼굴은 땀으로 뒤범벅이 됐습니다. 기름진 음식을 먹을 기회가 적은 데다 늘 열심히 뛰어놀았으니 당시 아이들에게서 비만을 찾아보기가 어려웠던 건 어쩌면 당연한 일이었습니다. 저 또한 그런 아이들 중 하나였고요.

평범한 초·중·고 시절을 거쳐 드디어 대학에 입학했습니다. 대학생이 되고 나니 자연스레 술 마실 기회가 많아지더군요. 학과나 동아리에서 행사 뒤 열리는 뒤풀이 모임에도 자주 참석했습니다. 이때까지만 해도 워낙 부지런히 캠퍼스를 돌아다녔던 데다 짬 나는 대로 친구들과 축구, 농구 등의 운동을 했던 터라 살이 찔 틈이 없었습니다.

대학을 마치고 군대를 다녀와 첫 직장으로 무역회사에 다니게 되었습니다. 저는 소방기계와 기구를 수출입하는 무역 영업 부서에 배치 받았죠. 업무 특성상 외국인 바이어나 셀러들, 국내 거래

처와 교류가 잦았고 출장도 많은 편이었습니다.

여느 회사가 다 그렇듯 회식 역시 업무의 연장이었습니다. 술 한 잔 걸치며 직장 상사나 동료들과 낮에 못 다한 얘기들도 하고, 불만도 툭 터놓으며 서로 스트레스를 풀고 의기투합하는 자리였어요. 특히 거의 매일 밤 9시가 넘어서야 일이 끝나는 우리 부서는 팀장이나 과장의 제안으로 일주일에 서너 번은 꼭 회식을 했습니다. 동창들이나 친구들과의 술자리까지 합치면 거의 일주일에 5일은 술을 마시는 셈이었지요.

일요일이 되면 지쳐서 피곤한 몸을 쉴 겸 평소 보고 싶었던 영화 비디오를 몇 개 빌려다가 하루 종일 리모컨과 씨름하며 지내곤 했습니다. 몸에 슬슬 살집이 붙기 시작하더군요. 73kg이던 몸무게가 1년 사이에 5kg이 불어 78kg이 되었습니다.

하지만 결정적으로 살이 찌게 된 계기는 자동차 구입이었습니다. 자동차를 구입하고 나니 그나마 출퇴근길에 대중교통을 이용하려 걷는 것마저 하지 않게 되었습니다. 성인의 최소 운동량이라고 하는 만 보는커녕 하루에 4천 보를 걸을까 말까 하게 된 것이었죠.

그렇게 1년이 더 지나자 순식간에 몸무게가 80kg을 넘어 90kg에 육박했습니다. 당시 개인적으로 취미 삼아 PC통신(인터넷의 전신)

에서 채팅을 했는데, 주로 뚱보들끼리 의기투합해 뚱뚱해서 서러운 점 등에 대해 채팅하곤 했지요.

나이를 먹을수록 자꾸만 살이 찌기 시작했고, 살빼기는 더욱 힘들어졌습니다. TV에서 비만과 건강 얘기만 나오면 순간적으로 덜컥 겁이 나기도 했습니다.

더 이상 이대로는 안되겠다는 생각에 우선 동네 조기 축구회에 가입하기로 마음먹고 휴일에 축구 경기를 구경하러 갔습니다. 숨가쁘게 뛰면서 땀을 뻘뻘 흘리며 공을 차는 사람들을 보니 엄두가 나지 않더군요. 20대 대학생처럼 이제는 마음껏 공을 찰 체력이 아니라는 걸 스스로도 잘 알고 있었기 때문입니다.

꼭 회식 때문만이 아니라, 저 스스로도 술을 참 좋아했습니다. 술도 좋았지만 술자리에 나오는 안주마다 어찌나 맛있는지. '대한민국에는 왜 이렇게 맛있는 음식들이 많은 거야'라는 생각이 수시로 들더군요.

==술은 영양가가 없고 칼로리만 높아 그 자체로도 살찌는 음식입니다. 술자리에 늘 빠지지 않는 안주들은 두말할 것도 없이 더 큰 문제지요. 기름지거나 맵고 짠 고칼로리 안주들이 아주 많거든요.==

어느 날은 제가 평상시에 먹는 술자리 음식을 체크해 봤습니다.

1차 소주 3병 + 삼겹살 3인분 + 밥 한 공기 + 후식 냉면 한 그릇
2차 맥주 3,000cc + 치킨 + 돈가스 + 골뱅이 소면 사리 + 구운 오징어
3차 소주 2병 + 감자탕

회식이 있는 날은 대충 계산해도 5,000kcal가 훌쩍 넘었습니다. 그나마 3차로 끝나면 다행이게요. 어떤 날은 4차까지 이어져 새벽 2, 3시까지 술을 마시고는 배가 단단히 불렀음에도 불구하고 허전한 속을 달랜답시고 24시간 음식점에 들러 양푼이 냉면 한 그릇을 먹어치우기도 했습니다.

다음 날이면 여지없이 몸무게가 3kg 이상 불어나 있었습니다. 술을 좋아하고 안주를 사랑한다는 죄(?)로, 살찔 수밖에 없었던 대책 없는 나날들이었죠.

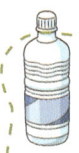
요행수 노리다 요요에게 한 방 먹다

 살이 찌면 움직임도 둔해지고 움직이는 일조차 참 싫어지죠. 저 역시 마찬가지였습니다. 1997년, 그날도 어김없이 집에 널부러져 있는데 신문에 나온 광고 하나가 눈에 확 띄더군요.

 일본에서 선풍적인 인기를 끌었다고 하는 M 운동 기구 광고였는데, 누워서 엉덩이 부위와 다리 부위를 각각 기구 위에 올려놓으면 금붕어가 헤엄치듯이 S자로 자동으로 움직여서 살을 빼주는 원리라고 했습니다. 저처럼 움직이기 싫어하고 게으른 사람에게 안성맞춤이라는 생각이 들었습니다. 그래서 큰 맘 먹고 거금을 들여 바로 구입했습니다.

 그런데 이게 웬걸, 이건 삐거덕거리기만 하고 살이 빠지기는커녕 오히려 스트레스만 심해지는 게 아니겠습니까? 비싸게 주고 산건데 정말 어이가 없었습니다. 게다가 하루가 멀다 하고 유사품들이 쏟아져 나오면서 가격도 뚝뚝 떨어지고 있었습니다. 그런 것을 믿었던 내 자신이 한심할 정도였죠.

그 이후에도 케이블 TV에서 살을 뺄 수 있다는 다이어트 식품과 광고들을 보면 순간 사고 싶은 유혹이 생겼지만 M 운동 기구의 실패를 교훈 삼아 더는 구입하지 않았습니다. 그렇게 쉽게 빠진다면, 이 세상에 뚱뚱한 사람이 어디 있겠습니까?

몇 년 동안 차곡차곡 축적된 살덩어리들이 쉽게 빠져나갈 리가 없는 게 당연하죠. 이 세상에 땀 흘려 노력하지 않고 공짜로 얻어지는 건 없다는 평범한 교훈만 다시금 되새기게 됐습니다.

하지만 운동을 시작할 엄두는 나지 않더군요. 첫 헬스클럽에서의 우울한 기억 때문이었습니다. 등록 첫날, 헬스클럽 관장님이 저를 아래위로 훑어보더니 살을 많이 빼야겠다며 지방을 감소시키고 근육을 증가시키는 운동을 알려주더군요. 그때만 해도 생소하기만 하던 근육 운동 기구들을 관장님이 가르쳐 주는대로 무조건 열심히 따라했습니다.

문제는 다음날이었습니다. 잠을 자고 일어나려는데 새벽 무렵부터 온 몸이 마치 몸살에 걸린 것처럼 쑤시고 아팠습니다. 숟가락을 들기조차 힘들었습니다. 정말 '악' 소리가 절로 났지요.

겨우겨우 출근을 해서 일을 하고 난 후 저녁에 다시 헬스클럽에 가려고 하는데 순간 겁이 났습니다. 여기서 운동을 빼먹으면 안 된다고 생각했지만 몸이 말을 듣질 않았습니다. ==운동에 관한 아무런 상식도 없이 좋다는 말에 무조건 따라하다가 후유증을 단단히 앓은 것이죠.==

이틀째 힘든 운동을 마치고 집으로 오는 길에 온갖 잡생각이 몰려왔습니다. 정말 가기 싫었습니다. 그러던 차에 다음날 회사에서 꼭 참석해야 할 회식이 생겨 하루를 빠졌더니 마음이 확 풀리면서 헬스클럽에 가기가 더욱 싫어졌습니다. 결국 큰 맘 먹고 시작한 운동은 이틀만에 끝나고 말았지요.

계속 살을 빼야겠다고 생각했지만 이때의 기억 때문에 엄두가 나지 않았습니다. 그래서 다음으로 시작한 방법이 음식량을 줄이는 다이어트였습니다. 원체 밥을 많이 먹는 편이라 그 양만 조금 줄여도 살이 빠질 것 같았지요.

다음날부터 하루 세 끼를 두 끼로 줄였습니다. 90kg의 체중이 보름도 채 안되어 85kg으로 줄더군요. 지금과 같은 속도라면 금방 날씬해질 것 같았습니다. 그런데 웬걸, 어느 날부터인가 하루에 두 끼를 먹어도 더 이상 체중이 내려갈 생각도 안하는 겁니다. 오기가 나기 시작하더군요.

"그래, 그럼 하루에 한 끼만 먹자."

두 끼 먹던 식사를 하루에 한 끼로 줄였습니다. 한 끼는 하루의 중간인 점심시간을 이용했습니다. 점심 한 끼를 배부르게 먹고 아침과 저녁을 거르는 것이죠. 하루에 한 끼만 식사를 하니까 당연히 체중도 빠지기 시작했습니다.

"살아, 네가 이기나 내가 이기나 어디 한번 두고 보자."

독하게 마음먹고 배고픔도 꾹꾹 눌러가며 다이어트를 한 결과 90kg에서 15kg을 감량, 75kg이 되었습니다.

몸무게가 감소하는 대신 생활은 피폐해졌습니다. 저녁 때 직장 동료들과 술 한 잔조차 제대로 할 수 없었고, 하루에 한 끼를 먹다가 두 끼를 먹는 날이라도 생기면 금방 체중이 불어났습니다. 체중이 불어난 날 체중계를 보노라면 기분이 언짢고 우울해졌습니다. 내 자신이 마치 체중계의 노예처럼 느껴졌기 때문입니다. 체중을 유지하기 위해 하루 한 끼만 먹으며 버틴 날들을 떠올리면 마치 내가 깊은 수렁에 빠진 것 같았고, '밥 굶는 지옥'에 떨어진 느낌까지 들었습니다. 힘들고 우울하고 괴로운 나날의 연속이었지요.

그래도 독하게 마음먹고 1년 이상을 굳세게 버텼습니다. 굶어가면서 그렇게 버티고 버텼지만 어느 순간 한계에 다다르면서 뻥 터지고 말더군요. 직장에서 한 프로젝트를 맡으면서 저녁마다 잦은 회식이 생긴 것입니다.

한 번 시작한 회식은 그동안 꾹꾹 눌러 참았던 식탐을 둑이 터진 것처럼 순식간에 걷잡을 수 없게 만들었습니다. 오랜만에 먹는 삼겹살과 돼지갈비가 어찌나 맛있던지요. 게다가 1차를 거쳐 2차에서는 치킨과 생맥주, 3차 포장마차에서는 달걀말이, 어묵탕, 떡볶이, 순대, 튀김까지 온갖 안주와 함께 술을 마시기 시작했습니다. 저녁에 거침없이 회식을 즐기면서 자포자기하는 심정이 되고 보니, 자연히 낮에도 거리낌 없이 군것질을 하게 되었습니다.

절제하지 않고 먹다보니 순식간에 90kg을 지나 어느덧 100kg을 넘어섰습니다. 다이어트를 해서 어렵게 뺀 15kg에 새롭게 11kg의 살을 보탠 것이지요. 몸이 감당이 되지 않았습니다.

'어떻게 고생해서 뺀 살인데…'

그간의 노력을 생각하면 눈물이 핑 돌 지경이었지만 다시 살을 빼려고 생각하니 까마득하게 느껴졌습니다.

지금 생각해보면 지극히 당연한 결과입니다. 계속 굶다보니 몸이 비상사태가 되어 음식이 조금만 들어와도 차곡차곡 저장하다가 그동안 억지로 참았던 식욕이 터지자 순식간에 살이 찐 것이었죠. <mark>굶어서 살을 빼봐야 결국 다시 살찌게 된다는 교훈을 제대로 깨달은 순간이었습니다.</mark>

다시 찐 살은 비만 시절에 입던 옷들마저 작아서 못 입게 만들었습니다. 옷을 사 입기도 힘들어졌습니다. 41인치 허리 사이즈에 맞는 양복을 새로 사 입어야 했지만, 38인치까지밖에 나오지 않는 국내 기성복에선 제 사이즈를 찾기가 힘들었기 때문이었죠.

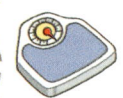 새 옷을 늘려 입으라고?

원체 뚱뚱했던 몸에 살이 찌면서 배가 더 나오게 되니 가장 큰 문제는 옷이었습니다. 상의는 좀 빡빡하게 끼어도 그럭저럭 대충 맞춰 입을 수 있지만 바지는 사정이 달랐으니까요. 38인치 바지들을 세탁소에 맡겨 바지 호크를 더 늘리고 튼튼히 꿰매 어느 정도 버텨 보려 했지만 더 이상은 무리였습니다. 바지 호크가 마치 동산처럼 부푼 배의 압박에 밀려 자꾸 터졌기 때문이었습니다. 세탁소 주인 아저씨도 더 이상은 곤란하다고 말하더군요.

어느 날 저보다 체중이 약간 덜 나가는 친한 후배 하나가 가산디지털단지 역 부근의 아울렛 매장에서 옷을 샀다고 하길래 이 참에 양복이랑 다른 몇 가지 옷을 마련할 겸 그곳에 갔습니다.

사실 뚱뚱한 사람들은 옷을 사러 가도 그다지 대접을 받지 못합니다. 호객 행위를 해봐야 맞는 치수가 없기 때문입니다. 게다가 뚱뚱하면 옷맵시가 나지 않아 제품 브랜드를 살려주지 못한다고 해서 큰 사이즈는 잘 만들지도 않습니다. 남성 브랜드보다 여성 브랜드가 더욱 심합니다. 젊은 여성들이 입는 옷은 55 사이즈를 기준으로 만드는데, 보통 체격의 여성이 입는다는 66 사이즈도 웬만큼 날씬하지 않으면 입기 힘들 정도니까요.

그때만 해도 뚱뚱한 게 옷을 사는 데 심각한 문제가 되리라고는 상상조차 못했습니다. 저보다 훨씬 뚱뚱한 씨름 선수들이 양복을 입고 있는 모습을 생각하며 내 몸에 맞는 옷은 당연히 있을 거라고 믿었기 때문이었죠.

그 믿음은 옷을 사러 가면서 바로 깨졌습니다. 수많은 양복 가게를 돌아다녔지만 제 몸에 맞는 바지를 찾을 수가 없었습니다. 다이어트 전에는 가장 큰 사이즈인 38인치가 어느 정도 맞았지만, 요요 현상으로 3인치가 더 늘어난 탓에 그조차 맞지 않게 된 것이죠.

온종일 아울렛 매장을 돌아다니다가 겨우 40인치 양복을 파는 곳을 발견했습니다. 매장에 마련된 탈의실에서 옷을 갈아입어 보니, 좀 빡빡하게 끼지만 배를 밀어 넣고 살짝 힘을 주면 얼추 입을 만했습니다. '이왕 왔으니 이거라도 사야겠다'는 생각에 허리 사이즈를 1인치 늘릴 수 있느냐고 물으니까 매장 직원이 조금 더 늘려준다고 하더군요.

새 옷을 수선하고 집에 오는데 기분이 몹시 언짢았습니다. 괜히 제 자신에게 짜증이 나기 시작했습니다. 얼마 전까지만 해도 34인치 청바지를 입었는데 이제는 40인치 옷도 제대로 못 입고 새 옷을 사자마자 늘려서 입어야 하다니…. 한편으로는 저보다 더한 사람들은 도대체 양복을 어떻게 사는지도 궁금했습니다. 모르긴 몰라도 기성복 양복은 꿈도 못 꿀 테죠.

옷 때문에 치욕스러운 경험을 겪고 나니 다시 다이어트가 필요하다는 생각이 슬금슬금 고개를 들었지만 겁부터 났습니다. ==예전처럼 하루에 한 끼만 먹는 다이어트는 생각만 해도 끔찍했습니다. 살을 빼는 과정도 힘들지만 결국 다시 살이 더 찌게 된다는 걸 온몸으로 체험했기 때문이었습니다.==

하지만 30대 후반을 거쳐 40대 초반이 되자 움직임도 둔해지고, 몸에 이상이 오는 느낌이 들더군요. 실제로 여러 군데에서 자각 증상도 나타나기 시작했고요. 뚱뚱한 분들이라면 아마도 한 번쯤은 저와 같은 경험이 있을 겁니다. 혈압을 측정하기가 겁이 나고, 정기적인 건강 검진도 외면하게 되죠. 혹시 큰 병이라도 발견되지나 않을까 하는 두려움 때문에 말입니다.

살이 찌기 전인 20대 때만 해도 저는 헌혈을 가끔 하는 편이었습니다. 하지만 고도 비만이 되면서부터는 괜히 내 몸에 이상이 있을 것만 같아 헌혈을 부쩍 꺼리게 되었습니다.

그러던 어느 날, 문득 헌혈을 하고 싶은 생각이 들어 혈액원을 찾았습니다. 헌혈에 앞서 양식에 따라 기입을 하고 혈압을 쟀는데, 아뿔싸! 혈압이 180에 110으로 나오는 게 아니겠습니까. 결국 너무 높은 혈압 탓에 헌혈 불가 판정을 받았습니다. 엄청난 충격이었습니다. 정상 혈압 120에 80보다 훨씬 높은 180에 110이라니…. 어쩐지 뒷목이 늘 뻣뻣하고 당기는 느낌이었는데 그게 자각 증상이 아니었나 싶습니다.

겁이 덜컥 나서 잘 아는 형님이 의사로 있는 내과에 가서 초음파 검사를 받았습니다. 내장 부근이 온통 지방 덩어리로 덮여 있다면서 당장 살을 빼지 않으면 큰일 난다고 경고하더군요. 간 뿐 아니라 콩팥까지 지방이 끼어서 이대로 가면 내장 기능이 정상적으로 작동하지 못할 수도 있다고 했습니다.

문득 직장 동료가 돌연사한 일이 떠올랐습니다.

"40대 돌연사, 이게 남 얘기가 아니구나."

이 지경이 되도록 운동도 안하고 몸을 방치하다니, 스스로 생각해도 한심했습니다. 그러나 이러한 의사의 경고에도 불구하고 살을 빼야 한다는 생각만 했지 정작 실천은 하지 못했습니다. 살빼기는 아직도 두려움의 대상이었고, 어디서부터 어떻게 시작해야 할지 막막하기만 했습니다.

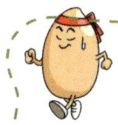 10분 만에 포기한 청계산 등반

그렇게 걱정만 하면서 시간을 보내던 중 직장 동료들과의 단합대회 날이 돌아왔습니다. 계획대로라면 청계산 매봉까지 올라갔다가 내려와 산 밑의 식당에서 회식을 하기로 되어 있었습니다.

사실 등산은 생각만해도 정말 싫었습니다. 보나마나 숨이 차서 헉헉댈 게 뻔했기 때문입니다. 하지만 직장 동료 전원이 참여하는 공식 행사에 혼자만 빠질 수가 없었습니다. 가기 싫었지만 억지로 참으며 청계산 자락에 도착했습니다.

'그래, 다른 사람들보다 천천히 올라가면 되겠지.'

산 입구에서 간단히 준비 운동을 하고 오이와 물을 챙겨 올라가기 시작했습니다. 마음을 다부지게 먹고 올랐지만 채 10분도 되지 않아 숨이 턱까지 차올라 그 자리에 주저앉고 말았습니다. 숨이 막혀 죽을 것만 같았습니다.

"아이고, 부사장님! 저는 더 이상 못 올라갑니다."

함께 동행한 부사장님은 저보다 훨씬 연배가 높은 분이었는데, 얼굴에 당황스러운 기색이 역력했습니다. 많이 오른 것도 아니고 불과 10분도 채 안되어 못 올라가겠다니 황당할 만도 했겠지요.

"자네 왜 이러나. 부하 직원들이 보는데 창피하지도 않아? 어서 올라가자고. 조금 천천히 가면 되니까 어서 올라와."

좀 창피하기도 했지만 이러다 죽겠다 싶어 염치불구하고 주저앉았습니다. 새하얗게 질린 얼굴에 식은땀을 줄줄 흘리는 저를 본 부사장님은 어이없다는 표정을 지으시곤 이렇게 말씀하시더군요.

"정말 못 오르겠나? 그럼 여기 밑에서 기다리게. 우리는 다녀올 테니까."

부사장님의 말씀이 구원의 메시지 같았습니다. 직장 동료들이 등산을 다녀오는 사이 청계산 밑자락에 있는 원두막에 철퍼덕 누웠습니다. 처음에는 힘든 등산을 하지 않아도 된다는 생각에 기뻤지만, 3시간 이상을 그렇게 혼자서 처량하게 있다 보니 괜히 서글퍼지고 제 자신이 불쌍해지기 시작했습니다. 예전에 대학교 선후배들과 함께 주말마다 도봉산, 관악산 같은 서울 근교 산들을 누비던 기억도 떠오르더군요.

'그래, 그땐 힘든 줄 모르고 다른 후배들 손도 잡아주면서 산에 올라가곤 했었는데…. 지금 이 꼴이 다 뭐야.'

이런저런 생각을 하던 중에 산에 올라갔던 직장 동료들이 내려왔고 단합대회 겸 회식이 시작됐습니다. 그때 산 정상을 정복하고 당당히 돌아온 동료들이 마치 개선장군처럼 보이더군요. 반면 동료들에게 당당하게 건배 한 번 권하지 못하는 내 모습이 얼마나 씁쓸하고 초라하게 느껴졌는지 모릅니다.

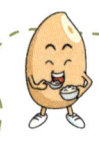
비만 일등 공신 떡볶이 & 일드

살찐 사람들은 대개 다음과 같은 잘못된 식습관이 있습니다.

- 아침을 잘 거른다.
- 중간에 군것질을 많이 한다.
- 한 번에 몰아서 많이 먹는다.
- 야식을 꼭 챙겨 먹는다.
- 기름진 음식이나 밀가루 음식을 좋아한다.

제 경우는 특히 심했습니다. 아침을 거르고 출근하면 오전 내내 허기지고 배가 고파서 점심을 왕창 몰아 먹었습니다. 그리고 으레 오후 3, 4시가 되면 출출해져서 잠시 밖에 나가 튀김이나 떡볶이, 또는 빵이나 과자 등의 군것질을 합니다. 외근 때문에 혼자 식사를 하게 되면 습관적으로 패스트푸드점에 가서 햄버거 세트를 주문하고 콜라는 몇 번이고 리필해 마셨습니다. 그뿐인가요. 저녁에는 술 한 잔에 푸짐한 안주를 먹었고, 집에 가서는 허기를 달랜답시고 라면을 끓여서 밥을 말아 먹곤 했습니다. 일요일이면 피자나 치킨을 배달시키는 경우도 많았습니다.

==뚱뚱한 사람들은 다 뚱뚱해진 이유가 있습니다. 특히 꼭 살찌는 음식을 좋아한다는 공통점이 있습니다.== 저는 포장마차 음식을 무척 좋아하는데, 특히 떡볶이 중독이라고 할 정도로 떡볶이를 좋아했습니다. 그 유명한 신당동 떡볶이는 물론이고 매콤달콤한 신촌의 포장마차 떡볶이, 동네 초등학교 앞에서 꼬맹이들을 상대로 파는 밀가루 떡볶이까지, 떡볶이라면 사족을 못 쓸 정도였죠.

양복을 입고 외근을 나가다가도 떡볶이집이 눈에 띄면 꼬맹이들 틈에 섞여 떡볶이를 먹기도 했습니다. 어떤 때는 분식집에서만만 원어치 이상 먹을 때도 많았습니다. 처음에는 간단히 요기만 할 양으로 시작했다가 식당에서 먹는 것보다 더 많이 먹고 나오는 경우가 허다했지요.

그러다 직장에 일이 생겨 부득이하게 휴직을 하게 되었습니다.

휴직으로 인한 스트레스는 상상 이상이었습니다. 나이는 한 살씩 더 먹어가고, 고도비만 때문에 건강은 점점 더 나빠지고…. 미래가 불안하기 짝이 없었습니다.

생활에서 오는 스트레스와 우울증도 심했습니다. 지인들과의 연락도 다 끊고 혼자서 동굴 속에 갇혀 사는 생활을 하다시피 했죠. 오는 전화도 받지 않았고 외부와의 소통을 완전 차단했습니다. 외출이라고 해봐야 빵이나 과자, 라면을 사러 마트에 가는 것 정도였습니다.

하루 이틀 그렇게 생활하다보니 대책 없고 질 낮은 자유의 생활에 점차 적응이 되어가는 듯했습니다. 하지만 점점 망가져가고 있다는 느낌을 지울 수 없었습니다. 갈수록 우울증은 심해졌고, 스트레스를 달래기 위해 폭식을 거듭했습니다. 심지어 밤에 자다 말고 빵이나 과자가 먹고 싶다는 이유로 24시간 편의점을 찾곤 했습니다. 그 늦은 새벽에 정신없이 빵과 과자를 우적거리는 저를 발견할 때면 더욱 처량한 생각이 들었습니다.

그나마 당시 저에게 유일한 즐거움이 돼준 건 일본 드라마(이하 일드)였습니다. 우연히 〈춤추는 대수사선〉이라는 일드를 접했는데 무척 재미있더군요. 그날부터 닥치는 대로 일드를 보기 시작했습니다.

40대 초반의 미래가 불투명한 비만 백수 생활. 하루 종일 하는 일이라곤 일드 보고, 먹고, 자고…. 이런 패턴의 반복이었습니다. 무기력한 생활의 연속이었죠.

어느 날 볼일이 생겨 집에서 1km 남짓한 거리에 있는 은행에 가게 되었습니다. 은행에 가려면 까치고개라고 하는 낮은 언덕을 지나야 했는데, 비만인 제게는 그곳을 오르내리는 일이 매우 힘들더군요. 딱히 특별한 운동을 한 것도 아닌데 은행만 다녀올라치면 땀을 뻘뻘 흘리고 헉헉대야 했고, 우울증은 더욱 심해졌습니다.

'이러다가 고혈압이나 뇌졸중, 심근경색으로 쓰러져 죽는 거 아니야? 혼자 사는데 내가 죽으면 누가 날 발견하지?'

불안한 생각들이 몰려들었습니다. 그렇게 심하게 우울한 날에는 어김없이 빵이나 과자, 햄버거 등을 사서 우적거렸습니다. 그렇게 3개월을 더 지내고 나니 마치 완전히 바닥에 푹 꺼진 듯한 기분이 들었습니다. 뭔가 탈출구가 필요했습니다.

"그래, 이대로 주저앉을 수는 없어. 뭐라도 다시 시작하자."

겨우겨우 힘을 내기 시작했습니다. 어디서부터 무엇을 해야 할지 생각도 정리할 겸 강원도에 사는 친한 대학교 동창 친구를 찾아갔습니다. 사실 40대 초반이 되면 누군가를 찾아 훌쩍 떠나기가 쉽지 않은데 마침 그 친구가 저와 비슷한 처지라 부담 없이 찾아갈 수 있었죠.

오랜만에 고속버스를 타고 강릉을 거쳐 주문진 친구 집에 도착했습니다. 친구와 함께 이런 저런 얘기를 나누며 횟집에서 소주 한 잔 기울이고, 주문진 방파제에 앉아 속 깊은 얘기를 나누었습니다. 마치 세상의 외톨이가 된 듯한 느낌이었는데 내게 이런 친구가 있다는 사실이 새삼 고맙게 느껴졌습니다.

친구 집에서 기분 전환 겸 이틀간의 여정을 마치고 다시 서울로 돌아왔습니다. 깊은 슬럼프에 빠져 세상의 끝까지 간 기분으로 살았던 제게 2박 3일간의 여행은 새로 힘을 낼 수 있는 계기가 되었습니다. 여행 이후로 '그래, 이제는 뭔가 시작해야지'라는 결심과 함께 할 수 있다는 용기도 생겼습니다.

끝이 보이지 않던 긴 어둠의 터널에서 벗어나고 싶었습니다. 이제는 탈출구를 향해 나아갈 때가 된 것도 같았고요. 고속버스를 타고 집으로 돌아오는 길에 가을 들녘 창밖으로 그림처럼 펼쳐진 들판을 바라보며, 저는 제 2의 인생을 살아가기로 마음먹었습니다.

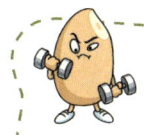
나의 버킷 리스트는 다이어트!

원래 저는 사람들 앞에서 특별히 말을 못한다거나 말재주가 부족한 편은 아니었습니다. 다만 몇 개월 동안 사람들과 대화를 끊고 혼자서 지내다보니 자신감도 많이 떨어졌고, 무엇보다 누군가와 이야기하고 싶은 마음이 컸습니다. 저를 잘 모르는 사람들과도 거리낌 없이 대화를 나누고 싶었습니다. 그러다가 생각한 것이 바로 스피치 학원이었습니다.

언젠가 우연히 지하철역에 붙은 스피치 학원 광고를 보고 휴대전화에 저장해두었던 기억이 떠올랐습니다. 바로 인터넷으로 검색한 뒤 수강 신청까지 마쳤습니다.

사람은 환경의 영향을 많이 받는지라 아무리 대범한 사람이라도 어둡고 좁은 곳에 오래 있으면 마음이 움츠러들고 의기소침해진다고 합니다. 슬럼프에 빠져 대인 접촉을 기피하며 밖으로 나가기를 꺼렸던 저 역시 그랬습니다. 그런 제게 스피치 학원은 다른 사람들과 자연스럽게 만나고, 그들 앞에서 마음 깊이 묵혀뒀던 이야기를 분출할 수 있는 좋은 기회였지요.

학원에 가니까 10대 중고생부터 취업 준비생, 직장인, 가정주부 등 성별과 연령을 초월한 다양한 사람들이 모여 있었습니다. 보통은 일정한 주제를 정해서 발표하고 토론하는 방식이었지만, 형식에 크게 구애받지 않고 자기가 말하고 싶은 것을 맘껏 발표하는 식으로 수업이 진행됐습니다.

매일 수업에 들어가기에 앞서 웃음 훈련이라는 걸 하곤 했는데, 이게 참 묘한 매력이 있더군요. 처음에는 웃겨서 웃는 게 아니라 가짜로 웃었지만 그러다보면 어느새 진짜 웃음이 되었습니다. 다른 사람의 웃는 모습에 저도 절로 웃게 되었고, 제가 웃는 모습을 보고 다른 사람들도 따라 웃었습니다. 웃음 바이러스가 온 교실 안에 퍼져 모두 실성한 사람들처럼 손뼉을 치고 무릎을 치고 이마를 쳐가며 웃습니다. 어떤 때는 웃다가 눈물까지 흘립니다. 그렇게 웃고 나면 정말이지 배가 당기고 스트레스가 확 날아갔습니다.

그다지 웃을 일은 없지만 억지로라도 남을 따라 웃으면 나중에는 저절로 웃게 됩니다. 실제로 손뼉을 치고 크게 웃는 박장대소는

진짜 웃음과 가짜 웃음이 잘 구분되지 않는다는 연구 결과도 있었지요.

웃음 시간이 지나면 주제를 발표합니다. 매일 일정한 주제를 놓고 자유 토론, 3분 스피치, 1인 연극, 게임하기 등 다양한 방식으로 스피치를 즐겼습니다. 그러다 보면 2시간이 훌쩍 지나곤 했습니다.

혼자서 몇 개월 동안 침체된 생활을 하다가 그렇게 사람들과 함께 웃고 즐기다보니 조금씩 자신감도 돌아오고 기분도 한결 좋아졌습니다.

그러던 어느 날, '내가 죽기 전에 꼭 하고 싶은 일'을 주제로 발표를 하는 시간이 있었습니다. 이렇듯 죽기 전에 꼭 이뤄보고 싶은 일을 적은 목록을 영어로 버킷 리스트(The Bucket List)라고 하는데요. 동명의 영화도 많은 사랑을 받았지요. 어쨌든 저는 그날 주제를 받고 잠깐 신선한 충격에 빠졌습니다. 죽기 전에 꼭 하고 싶은 일? 평소 그런 생각을 한 적이 있었나 싶었죠. 그래도 발표는 해야겠기에 뭘 해야 할까 고민하고 있는 찰나 가장 먼저 떠오른 일이 있었습니다. 바로 살빼기였습니다.

제 차례가 되어 같이 배우고 있는 20여 명의 수강생들 앞에서 발표를 했습니다.

"여러분, 보다시피 저는 배도 많이 나왔고 무척 뚱뚱합니다. 이런 제가 죽기 전에 반드시 이루고 싶은 소원은, 다이어트에 성공해서 날씬하고 멋지게 살아가는 겁니다."

무척 인상 깊었던 수업을 마치고 집에 돌아온 저는 죽기 전에, 살아가면서 꼭 이루고 싶은 일들을 생각나는 대로 정리해보기 시작했습니다. 하나씩 정리를 하다 보니 재미도 있고, 꼭 해보고 싶다는 간절한 마음도 많이 생겼습니다.

그때의 목록이 다음에 나올 10가지 버킷 리스트입니다.

그날 이후 스피치 수업 시간마다 하는 주제 발표 시간에 저는 두 가지를 항상 발표했습니다. 바로 '살빼기'와 '금연'이었습니다.

당장 담배부터 줄였습니다. 고등학생 시절, 친구들과 어울려 피우기 시작한 이후로 20년 넘게 하루에 한 갑씩 피우던 담배였습니다. 과감하게 다섯 개비로 줄였습니다. 아침, 점심, 저녁 식후 한 개비씩 피우고 밤에 한두 개비를 더 피웠습니다.

담배를 한 번에 확 끊어버릴까도 생각했지만 그러면 금단 현상이 일어날까 봐 우선은 대폭 줄이기로 결심했습니다. 하루에 다섯 개비는 그럭저럭 견딜만하더군요. 그러다가 더 욕심이 생겼습니다.

'이참에 아예 끊어보자!'

약 보름간 담배를 줄이는 기간을 거치다가, 본격적인 다이어트 시작과 함께 담배도 딱 끊었습니다.

혼자서 생활하기 때문에 저는 누구의 잔소리도 듣지 않고 언제든지 담배를 피울 수가 있었습니다. 그래서 집 창가에 늘 재떨이를 놓아두고 수시로 담배를 피워댔지요. 어느 날 외출을 했다가 집에 돌아와 방문을 여는데 갑자기 퀴퀴한 냄새가 코를 찔렀습니다. 매일 맡던 냄새였지만 그날따라 담배에 찌든 냄새가 유독 역겹게 느껴졌던 거죠.

그러고 나서 며칠 후 금연을 시작했고, 담배를 끊기 시작한 지 딱 보름째 되는 날, 방에 작은 방향제를 하나 놓아두었습니다. 상쾌한 냄새가 방안 가득 퍼졌습니다. 절로 기분이 좋아졌습니다.

"이야, 담배 끊기를 정말 잘했는 걸."

몇 년이 훌쩍 지난 지금도 담배는 입에 대지 않고 있습니다. 그리고 지금까지 단 한 번도 담배를 피우고 싶다는 생각이 들지 않았습니다. 앞으로도 평생 담배는 멀리할 생각입니다.

다이어트도 병행했습니다. 버킷 리스트를 작성한 지 한 달이 지난 2006년 11월 12일. 선배 집에서 모임이 있었는데, 그날까지만 부

뚱아저씨의 버킷 리스트

❶ 멋지고 건강한 몸매 가꾸기

101kg, 41인치… 너무 망가졌다. 대학생 시절의 몸매로 다시 돌아가는 거야!

❷ 금연하기

벌써 25년째 흡연… 건강도 건강이지만 돈도 많이 든다. 줄이도록 노력하자.

❸ 술자리 줄이기

형식적인 인간관계(?)를 위한 술자리는 그만! 차라리 그 돈으로 불우이웃을 돕자.

❹ 멋진 여성을 만나 연애하기

탤런트 이보영처럼 선한 인상을 가진 여성이었음 좋겠다 ^^

❺ 사랑하는 여인과 세계 일주하기

고생스럽더라도 구석구석 잘 구경하고 다닐 수 있는 배낭여행이 좋겠지?

❻ 20억 원 모으기

누가 그랬던가? 꿈은 높게 세우라고! 열심히 살면 충분히 가능할 거야 +_+

❼ 지리산 종주에 성공하기

등산 실패의 굴욕은 안녕! 몸을 만들어서 반드시 지리산 종주에 성공하리라!

❽ 레저 스포츠 배우기

패러글라이딩과 서핑을 꼭 해보고 싶다. 스키와 스노우보드도 배워야지^^

❾ 매월 수입의 10%를 기금으로 모아두기

나보다 형편이 어려운 이를 위해 값지고 보람 있게 쓸 수 있도록 저축을 해야겠다.

❿ 다이어트 책 내기

나처럼 비만 때문에 고통스러워하는 많은 사람들에게 희망을 주고 싶다.

담 없이 먹고 다음날부터 다이어트를 하기로 마음먹었습니다. 모인 멤버들과 함께 술을 마시며 선언했습니다.

"나 내일부터 다이어트 할 거야. 다음에 올 때는 완전 날씬해져서 올 테니까 다들 기대해."

다들 약속이나 한 것처럼 웃더군요. 특히 나보다 조금 더 뚱뚱한 직장 선배는 대수롭지 않게 중얼거렸습니다.

"야, 살빼기가 그리 쉽냐. 그래도 한번 잘해봐라."

친구들도 뚱뚱한 사람들이 그냥 입버릇처럼 하는 말 이상으로 듣지 않았습니다.

'그래, 내가 뭔가를 보여줄 거야. 다음에 다시 만날 때는 몸짱이 된 내 모습에 완전 기절하게 해주겠어.'

혼자 속으로 다짐했습니다.

그로부터 이틀 뒤인 2006년 11월 14일부터 본격적으로 다이어트에 돌입했습니다.

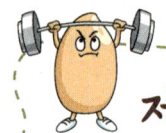
제대로 독한 놈(?)이 되다

흔한 얘기로 이 세상에는 두 종류의 독한 인간이 있다고 합니다. 바로 금연과 다이어트에 성공한 인간입니다. 저는 이 독한 도전을 동시에 시작했습니다. '한꺼번에 금연과 다이어트에 성공하는 일이 가능할까?'라는 의구심을 떠나, 이러한 시도 자체를 무모하게 보는 사람도 많았죠.

물론 20년 이상 피우던 담배를 끊고 10년 이상 유지하던 고도비만에서 탈출하기 위해 엄청난 노력을 기울였습니다. 사실 담배는 마약과도 같아서 끊으면 금단 현상이 심하게 나타납니다. 그래서 담배를 끊으면서 가장 먼저 사탕을 몇 봉지 사서 책상 위에 올려놓았습니다. 담배를 피우고 싶은 생각이 들 때마다 먹으려고 둔 것이었죠.

처음에는 담배 생각이 날 때마다 사탕을 꺼내 먹었는데 생각해

보니 사탕도 살찌는 음식이니까 먹으면 안되겠다는 생각이 들었습니다. 마음이 나약해지면 마음의 빈틈을 파고들어 결심이 금세 허물어지지만, 마음을 굳게 먹으면 결심도 단단해집니다. 마음을 다잡고 눈앞에 빤히 보이는 사탕도 먹지 않은 채 금연을 계속했습니다.

하지만 다이어트는 금연과는 성격이 또 달라서 그냥 참는다고 되는 일이 아니었습니다. 예전에 밥 굶는 다이어트를 했다가 실패한 경험이 있었기 때문에 이번에는 운동을 하며 살을 빼기로 결심했습니다.

헬스클럽에 갔다가 근육 통증으로 중단했던 기억을 떠올리고는 예전과 다른 방식인 걷기 운동에 도전하기로 했습니다. ==다이어트 관련 정보를 얻으려고 인터넷을 검색하다가 걷기 운동이 체지방 감량에 효과가 뛰어나다는 얘기를 들었기 때문이었습니다.== 사실 그 당시만 해도 다이어트 운동에 대한 상식이 거의 없어서 그냥 '걷기가 살빼기에 좋다'는 말 하나만 믿고 시작한 셈이었는데, 지금 생각해 보니 정말 탁월한 선택이었던 것 같습니다.

많은 다이어터들이 다이어트 시작 전에 수없이 많은 정보를 접합니다. 현재 지구상에 존재하는 다이어트의 종류와 정보는 차고 넘칠 정도로 많습니다. 정보들도 저마다 달라서 같은 방식을 두고 살이 빠진다고도 하고 살이 찐다고도 합니다. 정말 헷갈리지요. 하지만 ==무엇보다도 중요한 건 많은 정보를 아는 것보다 자신이 알고 있는 정보를 확실하게 실천하는 것입니다.==

우선 비가 오나 눈이 오나 하루도 빼먹지 않고 꾸준히 운동할 수 있는 헬스클럽에 등록했습니다. 이틀을 운동하고 헬스클럽을 그만둔 적이 있는데, 아마도 저와 비슷한 경험을 한 사람이 적지 않을 겁니다. 처음에 의욕적으로 헬스클럽에 왔다가 무리를 하고 나서 더 이상 운동에 안 나오는 경우죠. 해서 이번에는 처음부터 무리하게 웨이트 트레이닝을 하지 않고 오직 걷기 운동에만 전념했습니다. 헬스클럽에서 운동하는 게 익숙해지면 그때 웨이트 트레이닝을 하기로 하고요.

헬스클럽에 가면 흔히들 트레이너들이 '살을 빼기 위해서는 에너지 소비 효율이 높은 근육 생성 운동을 해서 기초 대사량을 높여야 한다'고 말합니다. 그러면서 이를 위해서는 웨이트 트레이닝을 반드시 해야 한다고 하지요. 사실 맞는 말이긴 합니다. 그러나 이론과 실제는 참 달라요. 아직 운동하는 게 낯설고 익숙하지 않은 사람에게 웨이트 트레이닝은 고역이 아닐 수 없습니다.

게다가 러닝머신은 다른 기구에 비해 힘이 덜 들고 특별한 노하우도 필요 없는 운동이지만 웨이트 트레이닝은 부상의 위험도 큽니다. 처음에 웨이트 트레이닝으로 시작했다가 이틀 만에 포기했던 경험이 있는 저로서는 두려움의 대상이기도 했습니다. 때문에 걷기 운동에만 전념하기로 마음먹을 수밖에 없기도 했지요.

==하루 세 끼를 꼬박 꼬박 챙겨먹되 군것질은 하지 않고, 그 기간 중에 금연도 확실히 실행하는 것!== 이것이 제 다이어트 계획이었습니다. 그리고 틈나는 대로 많은 사람들 앞에서 제 계획을 발표하며 다짐을 굳혔습니다.

"나는 담배도 끊고 살도 빼서 날씬해질 거야."

당시 살고 있던 집에서 가까운 헬스클럽에 6개월 회원권으로 등록했습니다. 걷기 운동은 어디서나 할 수 있긴 하지만, 11월이 지나면 추워질 텐데 매일같이 꾸준히 하려면 아무래도 헬스클럽이 낫지 않을까 싶었거든요.

예전의 안 좋은 기억 탓에 걱정은 됐지만, 이번에는 하루도 빠짐없이 매일 가서 기필코 본전을 뽑으리라고 굳게 결심했습니다.

드디어 다이어트 첫날. 헬스클럽의 여성 트레이너로부터 현재 고도 비만 상태이니 처음부터 무리하게 운동하지 말고 사이클 30분(평균 시속 25km), 걷기 운동 40분(평균 시속 6km) 정도부터 시작하라는 조언을 받았습니다. 지금 생각해보면 참 고마운 트레이너지요. 아마 처음부터 무리하게 웨이트 트레이닝을 권했다면 무척 부담스러웠을 겁니다.

그런데 만만하게만 보던 사이클을 겨우 30분 남짓 타는데도 허벅지가 뻐근한 것이 꽤 힘들었습니다. 사실 가장 낮은 텐션으로 평균 20km도 채 되지 않는 속도였습니다. 옆에서 시속 25km로 사이클을 타는 아주머니를 보는 순간 자괴감도 들었습니다.

'내 몸뚱이가 이렇게 망가졌었구나.'

겨우 사이클을 마치고 러닝머신을 하려다 옆의 아주머니를 힐끔 보니 시속 6km로 달리더군요. '난 그래도 남잔데' 하는 생각에 시속 7km로 속도를 올리다가 화들짝 놀랐습니다. 너무 빨라서 도저히 따라갈 수가 없었습니다. 결국 그 아주머니보다 훨씬 낮은 5km로 속도를 낮추고서야 겨우 따라잡을 수가 있었습니다. 사실, 그것도 벅차서 4.5km까지 낮춰야 했지요.

그렇게 사이클과 러닝머신을 하면서 제 체력의 실체를 알고 난 후 샤워를 하고 집으로 돌아오는 언덕길이 왜 그리 가파르던지. 저도 모르게 서러워졌습니다. 집에 돌아와 식사를 하면서도 하루 종일 갈등이 머릿속을 떠나지 않았습니다.

'괜히 시작했나. 그냥 이대로 뚱땡이로 살아갈까?'

나약한 생각과 약해지지 말자라는 마음이 서로 싸우기 시작했습니다. 청계산으로 직원 단합 대회를 갔을 때 10분도 못 오르고 주저앉아 처량하게 직원들을 기다리던 기억이 떠올랐습니다. 옷 사러 갈 때 받았던 스트레스, 외출할 때 옷을 입으며 받았던 스트레스도 새록새록 떠올랐습니다. 울컥 화가 치밀더군요. 그날 하얗게 밤을 지새우며 갈등하다가 드디어 굳게 마음을 먹었습니다.

"좋다! 이왕 이렇게 시작한 거, 내 조건을 십분 활용하여 매일 두 번씩 헬스클럽에 나가자."

아침에 한 번, 저녁에 한 번 헬스클럽에 가기로 하고 식사량도 조절했습니다. 평소 먹던 밥그릇은 대접 크기에서 일반 밥공기로 바꿨고, 밥에는 쌀 외에 현미와 잡곡을 섞어서 밥을 지었습니다. 그때는 잘 몰랐는데, 지금 생각해 보니 다이어트에 좋은 BMW 식단의 기본을 갖춘 것이었지요.

==첫 주에는 사이클 30분과 걷기 운동 40분을 꾸준히 했습니다.== 무엇보다 욕심만 앞서 몸이 받쳐주질 못하면 그나마 운동하러 가기가 싫어질 것 같아 무리하지 않기로 했습니다.

운동할 때마다 느낀 건 다른 사람에 비해 제가 땀을 무척 많이 흘린다는 점이었습니다. 저보다 빨리 사이클링을 하거나 워킹을 하는 사람들도 땀을 별로 안 흘리는데 이상하게도 저는 운동만 하면 땀이 줄줄 흐르곤 했습니다. 아무튼 땀을 많이 흘리고 나면 몸 안의 나쁜 노폐물이 빠져나가고 체중 감량과 체지방 감소에도 효과가 있는 것 같아 기분이 좋더군요.

다행스럽게도 헬스클럽에서는 한 달에 5천 원이면 매일 뽀송뽀송한 트레이닝복으로 갈아입을 수 있었습니다. 만약 땀에 쩐 운동복을 직접 빨아 입으면서 운동했더라면 빨래하기가 귀찮아서 꾸준히 하지 못했을 거예요. 아침에 피트니스에 도착하자마자 샤워부터 하고 깔끔하게 면도도 하는 등 하루에 두 번씩 샤워를 꼬박 꼬박 하니 몸도 개운해졌습니다.

첫 주에 매일 2회씩 운동을 무사히 마치고 드디어 2주차에 이르렀습니다.

걷기 운동이 다른 격렬한 운동들과 달리 평소 운동 부족인 사람들도 쉽게 따라할 수 있는 운동인 건 확실합니다. 그런데 운동을 잘 안하던 사람이 걷기 운동을 하면 따라오는 훼방꾼이 있습니다. 바로 발가락이나 발바닥에 잡히는 물집입니다.

걷기 운동을 시작한 지 이틀째 되는 날, 왼쪽 중지 발가락에 물집이 처음 생기더니 곧이어 발가락 10개에 골고루 물집이 잡히더군요. 헬스클럽까지 천천히 걸어가는 데만 해도 상당한 아픔이 따랐습니다. 물집이 잡히는 대로 터뜨리길 수차례 반복하며 걷기 운동을 했습니다.

사람에 따라 다르겠지만 저는 물집이 생기고 터뜨리는 일이 수차례 반복되다가 결국 굳은살이 되어 걷는 데 지장이 없기까지 약 3주가 걸렸습니다.

단 하루도 빠지지 않으리라 굳게 결심하고 운동을 시작했지만, 운동을 시작한 첫날부터 2주가 되는 날까지 피로감이 엄습해 올 때면 '오늘 하루만 쉬어 볼까?'라는 유혹이 막 꿈틀대곤 했습니다. 그때마다 ==이 고비만 넘기면 운동이 재밌어질 거라는 생각과 함께 '살이 쫙 빠져서 배도 들어가고 날씬해지면 얼마나 기분이 좋을까? 앞으로 어떤 일을 하든지 간에 자신감이 생길 거야.'라고 긍정적으로 생각하며 나태해지려는 마음을 추슬렀습니다.==

아니나 다를까 한 2주 정도 지나니까 운동이 슬슬 재밌어지더군요. 살도 빠지기 시작했고 운동도 익숙해져서 힘이 덜 들어 걷기 운동 정도는 무난히 할 수 있게 되었습니다. 처음보다 운동 강도를 조금 높였는데도 충분히 적응을 하는 제 자신을 보고 마음까지 뿌듯해진 건 물론이고요.

애초 시속 5km를 40분간 걷는 러닝머신도 쉽지 않았는데 일주일 후부터는 운동 강도를 5.5km, 6km로 높여도 충분히 소화할 수 있게 되었습니다. 나중에 익숙해지고 나서는 평균 7.2km 이상의 속도로 꾸준히 운동했답니다.

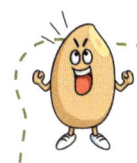
때론 선의의 거짓말도 필요하다

스피치 학원에서 3분 스피치를 할 때마다 저는 늘 살빼기와 금연 계획을 발표했습니다. 학원에 같이 다니는 사람들은 늘 잘하라고 격려해주었지만 사실 살빼기가 쉽지 않다는 건 그 누구라도 다 아는 사실이었죠.

하지만 제 경험에 비추어볼 때, 여러 사람 앞에서의 약속은 확실히 효과가 있습니다. 다이어트를 마음속으로만 계획하고 다른 사람들에게 알리지 않는 분들이 많은데, 아마 다음의 두 가지 이유 때문이 아닐까요?

첫째, 다이어트에 실패하면 창피할까 봐. 둘째, 아무도 모르게 다이어트해서 나중에 '짠' 하고 놀래주려고. 하지만 몰래 다이어트를 시작해서 성공한 경우보다는 여러 사람에게 약속을 하고 시작해서 다이어트에 성공하는 경우가 많습니다.

현재 날씬한 상태에서 조금 더 살을 빼는 정도가 아니라 비만 때문에 건강을 위해서라도 살을 빼야 하는 분이라면 특히 주변의 도움과 협조가 필요합니다. 다이어트를 시작한 날, 직장 동료가 나름대로 챙겨준다고 과자나 빵 같은 간식을 권하면 보통 고역이 아니지요. 그렇잖아도 간신히 참고 있는데 눈앞에서 먹을 것을 흔들면 그 유혹을 이겨내기가 여간 힘들지 않습니다. 그럴 때는 아예 다이어트를 한다고 공언하고 진지하게 협조를 구하세요. 처음에는 대수롭지 않게 생각하며 웃던 사람들도 나중에 그 진심을 알면 도와줄 테니까요.

저도 여러 사람 앞에서 공언한 것이 매우 효과적이었습니다. 틈나는 대로 자꾸 약속하고 공언하다보니 자기 자신에 대한 구속력이 강해져 나약한 마음을 추스르게 되었습니다. 특히 아침 운동에 나가기 전에 약한 마음이 생겼다가도 여러 사람 앞에 약속한 제 자신이 생각나 다시 운동화 끈을 조여매고 길을 나선 적도 많습니다.

다이어트를 시작한 지 일주일째. 그 주 토요일에 약속이 잡혔습니다. 아주 절친한 대학 후배 아기의 돌잔치였죠. 전부터 꼭 간다고 약속을 한 자리라 걷느라 물집 투성이가 된 다리를 절룩거리며 그곳에 갔습니다.

살이 많이 빠진 상태는 아니었지만, 나름대로 2kg을 뺀 모습이 자랑스러워 거기 모인 후배들에게 은근히 물었습니다.

"애들아, 나 살 좀 빠진 것 같지 않냐?"

"선배님, 요즘 다이어트 하세요? 잘 모르겠는데요."

속으로 이렇게 생각했습니다.

'이 녀석들 나중에 한번 보자고. 이 선배님이 뭔가를 보여주지.'

저는 특히 생선 초밥을 좋아합니다. 뷔페에 가면 생선 초밥만 50개 이상 먹고 옵니다. 먹을 게 많으니 본전을 뽑으려는 욕심에 왕창 먹고 오게 되는데 그날도 역시 마찬가지였습니다. 그나마 다행이라면 후배들이 2차로 맥주 한 잔 더 하자는 것을 다음날 약속이 있다며 일찌감치 빠진 일입니다.

일주일 동안 기를 쓰고 아침, 저녁으로 물집이 생겨 퉁퉁 부은 발로 걷고 또 걸으며 운동을 했는데 뷔페에 가서 한 번 먹고 오니 다시 체중이 불더군요. 아니 오히려 처음보다 더 불었습니다. 맥이 쪽 빠졌습니다.

이런 식의 다이어트라면 성공하기가 어려울 듯했습니다. 게다가 곧 다가올 연말에는 고등학교 동창, 대학 동창, 선후배, 사회 친구들, 직장 동료들, 인터넷 동호회, 그 밖에 각종 모임들이 그야말로 산더미처럼 쌓일 예정이었습니다. 그 많은 모임에 죄다 참석하면서 다이어트를 한다는 건 불가능한 일이었습니다. 그렇다고 모임에 나가서 멀뚱멀뚱 얼굴만 보고 술과 음식에 손대지 않는 건 더더욱 불가능한 일 아니겠습니까.

'그래, 독하게 마음먹고 모임에 아예 나가지 말자. 가면 무조건 다이어트 실패다'라고 다시 독하게 다짐했습니다.

친구들로부터 연락이 오기 시작했습니다.

"미안한데, 내가 마침 그날 지방에 출장을 가게 됐어. 이번에는 못나갈 것 같고 다음번에 꼭 나갈게."

어떤 모임이든 연락이 오면 전부 핑계를 대고 양해를 구했습니다. 일요일에 모임이 있는 경우 "야, 일요일인데 무슨 출장이야."라며 뭐라 하는 친구도 있었지만 "그렇게 됐어. 그래도 어쩔 수 없잖아. 미안해. 다음번에 꼭 나갈게."라고 했습니다.

역시 무엇이든 마음먹기에 달렸다고 생각합니다. 그 친구들과는 지금도 잘 지냅니다. ==사실 매번 약속된 모임에 자신이 빠지면 절대 안 될 것 같지만, 나 하나 사정을 얘기하고 빠진다고 해도 그 모임이 안 굴러가는 건 아닙니다.== 괜히 혼자 생각에 그 자리에 참석하지 않으면 안 될 것 같은 기분이 드는 것뿐이죠. 그리고 이번에 못

나가도 다음번에 나가면 전에 불참한 일은 아무런 문제없이 복원됩니다.

연말연시의 약속 모두 그렇게 불참을 통보했습니다. 사실 많이 아쉬웠습니다. 보고 싶은 친구도 있고, 마음껏 수다 떨며 술도 한 잔 마시고 싶었으니까요. 그래도 오직 내 마음은 한 가지, '나중에 짠~ 하고 나타나서 다들 깜짝 놀라게 해 줘야지'라는 생각뿐이었습니다. 변신한 저의 모습에 친구들이 얼마나 놀랄까요.

제 나이 또래의 체형을 보면 대다수는 뚱뚱하지는 않아도 20대 때보다 몸집이 불어난 상태입니다. 특히 잦은 음주 회식과 운동 부족으로 배만 불룩 나온 복부 비만이 많습니다. 그런 친구들에게 날씬하고 멋있게 변한 내 모습을 보여주고 싶었습니다.

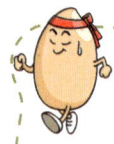
진정한 노력은 배신하지 않는다

홈런왕 이승엽 선수가 힘들 때마다 늘 마음속으로 되새겼다는 말이 있습니다.

"진정한 노력은 결코 나를 배신하지 않는다."

이 말을 처음 듣고 '그래, 바로 이거다'라고 생각했습니다. 저도 다이어트 기간 내내 잊지 말고 힘들 때마다 이 말을 되새겨야겠다고 생각했습니다.

운동하러 가기 싫을 때는 이승엽 선수가 2군으로 추락하는 수모를 겪으면서도 재기를 위해 이를 악물고 운동한 것을 떠올렸습니다. 매번 그렇게 마음을 추스르고 헬스클럽에 가곤 했습니다.

컨디션이 좋은 날에는 몸이 가뿐해서 러닝머신이 힘든 줄 몰랐지만 어떤 날은 몸이 천근만근 무겁고 10분만 걸어도 힘이 들었습니다. 그때마다 '진정한 노력은 결코 나를 배신하지 않는다'라는 말을 20번 외우면 다시 힘이 생겨나곤 했습니다. 힘들거나 꾀가 날 때마다 저를 일으켜 세워 주는 치료약이었죠.

다이어트는 고독하고, 처절한 자신과의 싸움입니다. 이 싸움에서 이기려다 보니 평소에 모르던 내면의 힘을 찾아내는 기회까지 생기더군요.

운동을 시작한 지 한 달쯤 됐을 때인가, 하루는 야외 걷기 운동을 하려고 대로변에 있는 포장마차 앞을 지나게 되었습니다. 그곳에서 솔솔 풍겨오는 오징어 튀김 냄새가 매우 고소하더군요. 갓 튀겨 바삭바삭한 그 모습을 보니 정말 미치도록 먹고 싶었습니다.

순간 저도 모르게 걸음을 멈추고 그 자리에 섰습니다.

'아, 정말 먹고 싶다. 하나만 먹을까? 안 돼! 여기서 저거 하나 먹으면 넌 후회할 거야. 다이어트에 성공하고 난 다음에 먹자.'

갈등을 하며 포장마차를 지나쳤다 다시 돌아오기를 몇 차례 반복하다가, 저도 모르게 길거리에서 함성을 지르고 말았습니다.

"으아~~~"

눈물이 날 것만 같더군요. 마침내 포장마차를 지나 앞을 향해 걷기 시작했습니다. 그런데 신기하게도 그로부터 5분이 지나니 언제 그런 일이 있었냐는 듯 먹고 싶은 생각이 싹 사라졌습니다. 오징어 튀김을 못 먹었다는 우울함이 사라지면서 서서히 기분이 좋아졌습니다. 마치 뭔가 큰일을 해낸 것 같이 뿌듯했습니다. 돌이켜보면 그때 식탐에 대한 큰 고비를 하나 넘긴 것 같습니다.

매일 군것질과 야식에 익숙했던 제가 먹을 것을 참아내기란 정말 쉽지 않은 일이었지요. 처음부터 식탐을 무작정 참는 게 어려워 어떻게 할까 고민하다가, 담배를 막 끊고 금단 현상에 대비해 사탕 몇 봉지를 사두었던 것을 떠올렸습니다. 그리고는 야식이나 군것질을 하고 싶을 때 먹을 수 있도록 길거리에서 파는 오천 원짜리 강냉이를 큰 봉지로 하나 샀습니다.

사실 강냉이도 다이어트에 도움이 되는 음식은 아닙니다. 그래도 가까운 곳에 먹을 것을 놓아두니 조금 안심이 되더군요. '나는 배고플 때 강냉이라도 먹을 수 있어'라고 생각하는 거죠.

저녁에 종종 출출해지곤 했는데 강냉이도 무절제하게 먹으면 큰 봉지라고 해도 금방 먹을 것 같았습니다. 그래서 나름대로 강냉이는 국그릇으로 한 공기씩만 먹는 규칙을 정했습니다.

은근히 이런 생각도 들었습니다.

'여기 이 강냉이를 최대한 참아 가면서 내가 다이어트 성공할 때까지 먹어보자.'

그렇게 마음을 먹으니 또 그렇게 되었습니다. ==참 신기한 게 평소 뭔가 결심을 해도 금방 나약해지곤 했는데, 다이어트를 하면서 한 번 고비를 넘겨 보니 그 다음부터는 고비를 이겨내기가 한결 수월했고 결심도 단단해지는 경험을 했습니다.== 첫 고비를 넘기기가 힘들어서 그렇지 두 번째, 세 번째 고비는 넘기기가 쉬웠거든요.

제가 강냉이와 더불어 밤에 종종 군것질하던 음식이 또 하나 있습니다. 바로 방울토마토입니다. 칼로리가 높지 않고 영양가도 풍부한 방울토마토를 저녁에는 닭 가슴살 샐러드에 넣어서 먹고, 나중에는 따로 냉동실에 얼려 먹었습니다.

방울토마토 얼려 먹기는 우연한 기회에 얻은 아이디어입니다. 어느 날 인터넷 서핑을 하다가 바나나를 얼려 먹는다는 글을 발견했는데, 바나나의 껍질을 까서 냉동실에 얼려놓고 먹으면 그냥 먹을 때보다 더 맛있다고 하더군요. 그대로 따라서 해봤더니 꽤 맛있었습니다. 곧이어 방울토마토를 얼려 먹으면 어떤 맛이 날지 궁금해져 같은 방법으로 해보았습니다.

방울토마토를 냉동실에 얼렸다가 처음 꺼내먹는 순간, 이건 정말 군것질로 최고라는 생각이 들더군요. 방울토마토를 냉동실에 얼리면 심하게 딱딱하지도 않거니와 씹을 때의 아삭아삭한 맛이 일품입니다. 그 후부터는 방울토마토를 자주 사와서 깨끗하게 씻고 꼭지를 딴 후 냉동실에 얼려놓았다가 군것질이 생각날 때마다 먹었습니다. 제가 다이어트에 성공한 비결 중 하나는 바로 군것질 대신 방울토마토를 얼려 먹은 데 있습니다.

살찌는 사람들은 거의 예외 없이 한 가지 버릇이 있습니다. 음식 남기기를 아주 싫어한다는 것입니다. 저 역시 어린 시절에 어른들로부터 '음식 남기면 벌 받는다'는 말을 들으며 자랐고, 밥그릇에 붙어 있는 밥 한 알까지 다 먹을 정도로 음식 남기기를 싫어했습니다.

그 습관이 오랫동안 이어져서 다른 사람이 밥을 남기면 그조차 꺼림칙해 남이 먹던 밥까지 먹어치운 적이 한 두 번이 아닙니다. 그뿐인가요. 과자나 식빵을 먹으면 그 자리에서 끝장을 봐야 합니다. 수박을 먹어도 절대 남기는 일 없이 마지막까지 먹습니다. 좋아하는 음식이나 맛있는 음식을 보면 그 버릇은 더욱 심해지곤 했습니다.

보통 날씬한 친구들을 보면 아무리 자신이 좋아하는 음식이 나와도 적당히 먹지만, 살찐 친구들은 배가 불러 터질 정도로까지 먹어댑니다. 저는 나중에 위가 더부룩하다 못해 찢어지는 느낌이 들어 바지 허리띠와 호크를 풀고 숨을 헉헉 대며 쉬기도 했습니다. 지금 생각하면 참 미련한 짓이었죠.

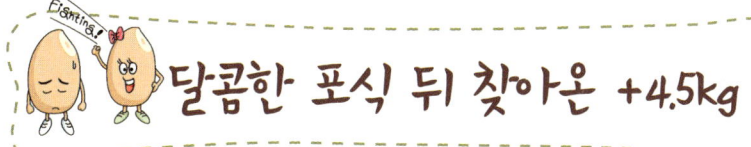
달콤한 포식 뒤 찾아온 +4.5kg

아무리 모질게 마음을 먹어도 다이어트 기간에 음식에 대한 유혹을 전부 이겨내기란 불가능합니다. 가족들과의 모임이 있다면 더욱 그렇겠지요. 어느 집이나 다 똑같겠지만 우리 가족 역시 새해를 맞이하는 날에는 다 같이 모여 제야의 종소리를 듣고 소원을 빌며 덕담을 나눕니다.

새해를 앞둔 2006년 12월 31일은 다이어트를 시작한지 48일이 되는 날이었습니다. 다이어트 초반에 후배 아기의 돌잔치 뷔페에 간 이후로 그동안 잘 참으며 매일 빼먹지 않고 열심히 운동한 날들이었죠.

그 결과 체중을 20kg이나 감량할 수 있었습니다. 48일 만에 20kg을 감량했으니 실로 엄청난 성과였죠. 하루에 두 번씩 매일 운동하고 음주와 군것질 없이 식단 조절을 잘했기 때문에 가능했던 일이었습니다.

연말에 모인 가족들은 **20kg**을 쭉 뺀 제 모습을 보고 깜짝 놀라더군요.

"이야, 정말 살 많이 빠졌구나. 어떻게 뺀 거야?"

"그냥 열심히 걷기 운동했어. 밥은 적당히 먹고."

형님들과 동생이 놀라워할 때 이렇게 얘기를 해줬습니다. 그리고 그날만큼은 그동안 다이어트를 한 제 자신에게 상도 줄 겸 맘껏 먹기로 했습니다. 저녁 특별 메뉴는 아귀찜이었습니다.

저는 원래 대단한 식성의 소유자였습니다. 보통 성인 남성의 2인분 이상은 늘 먹었습니다. 그간 다이어트를 한다고 보통 사람만큼 먹다가 그 좋아하는 아귀찜을 봤으니 식탐이 돌아올 수밖에요. 다른 식구보다 훨씬 더 많이 아귀찜을 먹고 공기밥도 넘치게 담아 두 그릇을 먹고 나니 배가 뿌듯하게 불렀습니다.

저녁 식사를 하고 난 후 형님들, 동생과 술 한 잔도 했습니다. 안주는 홍합탕. 제가 무척 좋아하는 음식 중 하나입니다. 홍합탕을 안주 삼아 형님들과 소주를 마시는데, 술은 좀 자제를 했습니다. 상주는 날에 음식을 부담 없이 맛있게 먹는 것과 술을 마시는 건 다르거든요. 아무래도 술은 중독성이 있어서 한 번 마시면 나중에 또

마실 수가 있으니까요. 한 잔은 소주로 건배를 하고, 그 뒤에는 소주잔에 술 대신 맹물을 따라놓고 분위기만 맞춰가며 마셨습니다.

대신 홍합탕은 실컷 먹었습니다. 20L 들통에 가득 끓인 홍합탕을 온 식구가 그 자리에서 다 먹었으니 말입니다. 다른 형제들 자리에 쌓인 홍합 껍데기를 다 합친 양보다 제 자리에 쌓인 홍합 껍데기가 더 많았습니다.

제야의 종이 치기 직전, 식구들은 커다란 케이크를 자르며 서로 덕담을 주고받았습니다. 매운 아귀찜에 이어 짭조름한 홍합탕, 이번에는 오랜만에 대하는 달콤한 케이크라니! 한 번 먹을 게 들어가기 시작하니 거침이 없었습니다.

워낙 여러 명이 모인 자리라 커다란 케이크를 수대로 많이 먹을 수는 없었지만 그 와중에 저는 크게 자른 두 조각을 먹었습니다. 식탐이 제대로 돌아온 것 같았습니다. 그날은 정말 행복한 날이었습니다.

드디어 2007년 1월 1일 새해 아침. 일찌감치 떡국에 밥을 말아 먹고, 의정부에 사는 고모님께서 제주도에서 직접 잡은 돼지고기가 방금 도착했다며 놀러오라고 하길래 부모님을 모시고 갔습니다.

고모댁에 도착해 잡채, 제육볶음과 삼겹살 몇 인분을 뚝딱 해치웠습니다. 그뿐인가요. 좋아하는 팥 시루떡도 보이길래 몇 덩이를 더 집어 먹었습니다. 정말 멈추지 않는 식탐이었습니다. 배도 계속 빵빵한 상태였고요.

다시 저녁에 본가로 와서 전날 먹었던 아귀찜에 밥을 싹싹 비벼서 먹고 난 후 집으로 돌아와 체중을 쟀습니다. 한편으론 도대체 체중이 얼마나 불었을까 호기심도 생겼습니다.

85.5kg! 전날 본가에 가기 전에 몸무게가 81kg이었는데 1박 2일 만에 4.5kg이 불어난 것입니다.

"으악! 이렇게 계속 먹어대면 10kg은 금방 불어나겠는걸."

1박 2일간 4.5kg이나 불어난 체중에 덜컥 겁이 나기도 했지만 한편으로는 믿는 구석도 있었습니다. 50일 가까이 꾸준히 운동을 했기 때문에 다시 정상적인 다이어트 식이와 운동을 병행하면 불어난 체중이 다시 감소하리라 확신했기 때문입니다. 역시 제 생각이 맞더군요. 85.5kg까지 늘어났던 체중이 다음날 아침이 되니 2kg이 줄어 83.5kg이 되었습니다.

다음 날에는 평소보다 약간 가볍게 식사하고 아침저녁으로 운동을 했습니다. 다시 1.5kg이 더 줄었고, 그 다음날에는 1kg이 더 줄어 과식하기 전 상태인 81kg으로 돌아갔습니다.

==일시적으로 불어난 체중은 소화력이 왕성하기 때문에 자고 일어나도 금방 체중이 줄어듭니다.== 그래서 2시간을 운동하면 평소보다 땀이 더 나오면서 1.5kg이 감소됩니다. 이렇게 아침저녁으로 하루 열심히 운동하면 다음날 4.5kg이 빠집니다. 제 몸이지만 참 신기하고 놀라운 인체의 신비죠.

만약 운동은 하지 않고 음식을 적게 먹는 식이 요법에만 의존해서 다이어트를 한 사람이 과식을 해서 체중이 불었다면 다시 원상태로 복구하는 데 시간이 꽤 많이 걸립니다. 하지만 ==정석 다이어트를 한 사람이 과식을 하면 잠시 체중이 불어나긴 하지만 얼마간 노력하면 빠지는 것도 금방입니다. 그리고 한두 끼 과식하고서 체중이 불었다고 우울해하는 분들이 많은데 평소 건강한 다이어트를 했다면 결코 걱정할 일이 아닙니다.==

제가 예전처럼 밥 굶는 저열량 다이어트로 살을 뺀 상태에서 과식을 했다면 체중을 다시 감량하기가 정말 힘들었을 겁니다. 운동을 꾸준히 한 상태라 불과 36시간 만에 특별하게 굶지 않고도 원래 체중으로 돌아갈 수 있었던 것이죠. 만약 굶어서 살을 뺐다면 아마 일주일 이상은 족히 굶어야 원래의 몸무게를 회복할 수 있었을 겁니다.

다이어트를 하다보면 가끔씩 폭식이나 과식을 하고나서 다음 날이 되면 늘어난 체중에 대한 두려움으로 굶는 경우가 많은데 이는 결코 좋은 방법이 아닙니다. 폭식과 굶기를 반복하면 점점 살이 찌는 체질로 바뀌기 때문입니다.

대신 다음 날에는 평소보다 식사량을 약간 줄이고 평소처럼 운동을 하세요. 굶기, 식사량 대폭 줄이기, 지나치게 운동하기보다는 평소 다이어트의 리듬에서 크게 벗어나지 않는 방법이 장기적으로 볼 때도 효과가 좋습니다.

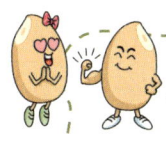

히딩크식 훈련으로 정체기를 극복하다

2007년 1월 17일은 다이어트를 시작한 지 65일째가 되는 날이었습니다. 헬스클럽에서 체중을 재봤더니 74kg. 2개월이 약간 넘는 기간에 무려 27kg이나 감량을 한 것입니다. 감량 목표로 정한 70kg까지 이제 4kg만이 남았을 뿐입니다. 그동안 힘든 날도 많았지만 매일 같이 땀 흘려 노력한 보람이 있었습니다. 하루하루 체지방 덩어리들을 덜어내니 몸이 정말 가벼워졌고요.

"그래, 이제 2월 18일 설날까지 남은 한 달 동안 4kg만 더 감량하면 다이어트 목표 달성이다!"

그해 설 연휴까지 감량 목표를 달성하면 이제 유지·관리를 해야겠다고 결심했습니다. 그런데 문제는 그때부터였습니다. 목표 지점에 거의 다다랐는데 체중이 좀처럼 줄지 않더군요.

84kg일 때에 겪었던 정체기에는 걷기 운동량을 늘려 극복했는

데, 이번엔 평소와 다름없이 똑같이 먹고 똑같이 운동을 해도 체중이 감소하지 않았습니다.

"좋다! 이번에는 인터벌 트레이닝 방식이다!"

==인터벌 트레이닝은 히딩크 감독이 2002년 월드컵 당시 우리 국가대표 선수들의 체력 훈련으로 채택해 널리 알려진 방식입니다. 일정한 시간 동안 반복해서 걷고 달리며 운동의 강약과 완급을 조절하는 방식인데, 운동 효과가 뛰어나다고 알려져 있지요.==

이제는 걷기 운동에도 자신 있는 터라 시속 7.2km로 빠르게 걷기도 금방 몸에 익숙해졌습니다. 달리기는 시속 11km를 유지하면서 '10분 걷기(7.2km) → 5분 달리기(11km)'를 반복했습니다. 다이어트 초반이었다면 엄두도 못 낼 운동 방식이죠. 하지만 그때는 2개월 이상 매일 운동을 해서 내 몸이 어느 정도 적응된 상태였고 몸도 한결 가벼워져서 이 정도의 운동은 소화할 수 있었습니다.

딱히 정해진 시간과 속도는 없습니다. 그러니 인터벌 트레이닝을 할 때는 자신의 몸 상태에 맞게 자율적으로 조절하는 게 가장 좋습니다. 개인의 체력과 심박 수에 따라 '3분 걷고 3분 달리기'를 반복할 수도 있고, 약간 복잡하게는 1시간짜리 시간표를 짜서 '3분 워밍업(5.5km) → 3분 걷기(6.5km) → 3분 달리기(9km) → 2분 걷기(6.5km) → 2

분 달리기(10km)'를 반복하는 식으로 응용할 수도 있습니다.

처음에 '10분 걷기(7.2km) → 5분 달리기(11km)'를 반복하다가 나중에는 체력이 허락하는 범위에서 몸 상태가 좋을 때는 '5분 걷기(7.2km) → 5분 달리기(12km)'를, 컨디션이 안 좋을 때는 '10분 걷기(6km) → 5분 달리기(9km)'의 다소 느슨한 방식의 인터벌 트레이닝을 병행했습니다.

걷고 달리고를 반복하는 인터벌 트레이닝은 생각보다 그 효과가 무척 뛰어났습니다. 74kg에서 꼼짝 않던 체중이 금세 1kg이 빠졌습니다. 그렇게 며칠을 하고 나니 2kg이 줄어들어 이제는 목표 체중에 점차 가까워지기 시작했습니다.

그해 1월 말, 휴직 기간이 끝나고 다시 직장을 다니게 되었습니다. 그때부터는 하루에 2번씩 운동하기가 힘들어서 하루에 한 번, 저녁 시간에만 인터벌 트레이닝을 했습니다.

예전에 밥 굶기 다이어트를 할 때 요요 현상을 겪은 이후 밥을 지나치게 적게 먹거나 굶는 다이어트는 아예 생각도 하지 않았습니다. 매일 충실하게 챙겨 먹으려고 노력했습니다. 사실 식전에 배가 약간 고픈 느낌이야 사람이라면 누구나 다 겪는 것입니다. 그때는 밥을 먹으면 그만이에요. 예전에는 먹는 것에 죄책감마저 느꼈지만, 점차 식사를 하는 것은 아주 기본적인 욕구를 충족시켜 주는 행위이고 꼭 필요한 일이라고 나 자신을 설득했습니다.

==제가 다이어트 기간 동안 절제한 건 식욕이 아니라 바로 식탐이 었습니다.== 대체로 과식이나 군것질이 식탐에 해당되죠. 저는 식탐을 조절하기 위해서 되도록이면 천천히 식사를 하려고 노력했습니다. 밥의 양은 줄이지 않았지만, 현미밥으로 챙겨먹었고 숟가락으로 밥을 먹으면 한꺼번에 많이 먹게 되기 때문에 숟가락 대신 젓가락으로 밥을 먹었습니다. 그리고 의식적으로 천천히 먹고, 꼭꼭 씹어 먹기 위하여 조금씩 밥을 집었습니다. 신기하게도 예전에 두 공기를 해치워야 직성이 풀렸던 제가 한 공기만으로도 충분히 포만감을 느낄 수 있더군요. 놀랍게도 어떤 날은 한 공기를 채 먹기도 전에 포만감이 찾아왔습니다. 천천히, 꼭꼭 씹어 먹기의 위력을 실감할 수 있었습니다.

전에 함께 식사를 하던 사람들에게 늘 "겁난다. 체할 것 같다. 왜 그렇게 급하게 먹느냐."란 얘기를 들었는데 그때는 그게 잘 이해가 가지 않았습니다. 천천히 먹는 습관을 들이면서 많이 먹지 않고도 포만감을 느끼는 것에 몸이 익숙해졌습니다.

==그리고 그때 깨달았습니다. 밥을 세 끼 다 먹어도 군것질만 하==

==지 않으면 살이 빠진다는 사실을.== 하루 평균 2,000~2,200kcal를 섭취했는데, 보통의 성인 남성들보다 약간 덜 먹는 일반적인 영양 섭취를 하고도 충분히 살을 뺄 수 있다는 점을 말입니다.

현미밥으로 하루 세 끼, 포만감 있게 식사를 해서였을까요? 식탐에 대한 절제 능력이 생기면서 군것질에 크게 유혹을 느끼지 않았습니다.

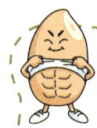
다이어트 성공, 그 후의 이야기

다음은 BMW 다이어트 시작 후 3개월 동안 일어난 변화입니다.

구분	11월 14일	2월 11일
키	175cm	175cm
몸무게	101kg	70kg
허리	41인치	31인치
BMI	32.98	22.86
체지방률	33.4(고도 비만)	13.3(정상)
혈압	180/110	120/80
맥박	분당 96회	분당 65회

다이어트의 기본은 운동과 식습관 개선입니다. 더불어 생활 습관 개선이 병행된다면 그 효과는 무척 커집니다. 제가 짧은 기간에 목표를 달성할 수 있었던 이유를 분석해 보았습니다.

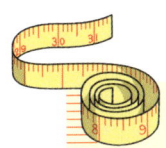

❶ 거의 하루도 빠지지 않고 꾸준히 운동했다.

❷ 식습관 개선을 철저히 했다(군것질, 야식, 폭식 안하기).

❸ 식사는 주로 현미(잡곡)밥과 반찬을 골고루 먹는 BMW 식단으로 하되 가급적 단백질의 비율을 높였고, 매일 한 끼 이상 채소샐러드를 먹었다.

❹ 자동차를 이용하는 습관을 버리고, 지하철이나 버스 등 대중교통을 이용했으며 웬만한 거리는 약속 시간에 맞춰 걸어다녔다.

❺ 평균 주 3회 마시던 술을 주 1회, 혹은 2주 1회로 줄여 부득이한 경우에만 술을 마셨고, 그 양도 대폭 줄였다.

==더불어 3개월 동안 2번에 걸쳐 정체기가 찾아왔을 때 운동량을 늘린다든지, 식단을 개선한다든지, 운동 방법에 변화를 주는 등 정체기를 적극적으로 받아들여 어렵지 않게 극복할 수 있었습니다.==

예를 들어 40일째, 84kg 무렵에 찾아온 정체기에는 운동량을 평소 90분에서 120분으로 늘려 5일 만에 정체기를 극복했습니다. 3개월로 접어들어 다시 정체기가 찾아왔을 때는 직장 생활로 운동 시간이 모자란 점을 감안해 인터벌 트레이닝 '약(걷기)→강(달리기)'을 반복하며 운동 강도를 조절하였습니다. 운동 시간은 짧아졌지만 보다 효과적인 운동으로 극복을 할 수 있었죠.

저의 운동 방법은 다음과 같습니다.

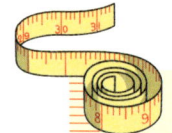

- **운동 : 헬스클럽에서 주로 유산소 운동 (아침, 저녁으로 2회)**

  1주차 : 고정 자전거 30분(20km/h), 러닝머신 걷기 40분(5.5km/h)
  2~6주차 : 고정 자전거 30분(25~30km/h), 러닝머신 걷기 60분(6.8km/h)
  7~10주차 : 고정 자전거 안함. 러닝머신 걷기 90~120분(7.2km/h)
  11~13주차 : 스트레칭 → 러닝머신 인터벌 운동, 90분간 걷기 10분(7.2km/h),
  　　　　　달리기 5분(11km/h) 반복 → 스트레칭으로 마무리
  ※ 운동 쉰 날 : 6일(헬스클럽 쉬는 날, 야외 워킹으로 대체)

- **식사**

  아침, 점심은 현미(잡곡)밥과 반찬 골고루. 저녁은 닭 가슴살 샐러드.
  ※ 가급적 짜거나 맵게 먹지 않고 국이나 찌개 등 소금이 많이 든 음식은 삼간다.

- **음주**

  90일간 모두 9회로 평균 10일에 한 번 음주. 초기 50일간은 거의 안함.
  음주에 과식을 하면 약 3kg가 한꺼번에 증가하나 운동하면 바로 빠짐.

- **걷기 생활화를 위한 습관**

  3km 미만은 무조건 걸어서 다닌다.
  5km 미만은 가급적 걸어서 다닌다.
  10km 미만은 시간 여유가 있으면 걸어서 다닌다.
  ※ 자동차는 동승자나 짐이 있을 때를 제외하곤 이용하지 않는다.

제가 한 다이어트는 기존에 다이어트 전문가들이 주로 권하는 공식을 파괴한 다이어트입니다.

퍼스널 트레이너들, 또는 다이어트 전문가들은 걷기 운동인 유산소 운동만 하면 살이 쉽게 찌기 때문에 근육량을 키우고 기초 대사량을 높이는 근육 운동을 함께 할 것을 권합니다.

하지만 저는 초기에 고정 자전거를 1개월 탄 것을 제외하곤 3개월 동안 오직 걷기 운동에만 전념했습니다. 고정 자전거도 유산소 운동이니 오직 유산소 운동에만 전념했다고 봐야 할 겁니다.

기존의 다이어트 이론대로라면 다시 요요 현상이 와야 하겠지만 실제로는 그렇지 않았습니다. ==고도 비만이었던 제게는 특히 체지방을 대거 덜어내서 몸을 가볍게 만드는 게 중요했고, 그 과정에서 빠른 체중 감량을 위해 걷기 운동에 집중한 것이 유효했다고 생각합니다.==

감량에 성공한 후에는 약간 살이 처진 상체를 보기 좋게 가꾸고 상·하체의 균형을 발달시키기 위해 근육 운동을 시작했습니다. 감량 다이어트 기간에는 아침, 저녁으로 2시간씩, 총 4시간을 운동에 투자했지만 그렇게 실천하기란 매우 힘들죠. 그래서 하루에 1시간씩 근육 운동을 하고 걷기 운동은 웬만한 거리를 걷는 것으로 대체했습니다.

지금도 꾸준히 짬나는 대로 근육 운동을 하며 체형을 관리하고 있습니다. 먹는 양도 예전에 비하면 많이 늘었습니다. 다이어트 기간에도 적게 먹은 건 아니었지만 그동안 절제했던 군것질이나 음주도 필요에 따라 하고 있습니다. 보통 사람이 일상적인 사회생활을 하면서 하는 것들을 따라가면서 말이지요.

예전에는 전혀 운동을 하지 않은 상태에서 절제하지 않고 많이 먹었다면 지금은 일주일에 3~5번은 하루에 1시간씩 운동을 하고, 폭식을 하지 않는 범위에서 음식을 맛있게 먹습니다.

다이어트에 성공하고 3년이 지난 지금, 식이 스트레스는 0%입니다. 운동으로 생기는 스트레스도 없습니다. 먹는 것에 대한 부담도 전혀 없고 헬스클럽의 운동 또한 PC방에서 재미있는 게임을 한 판하는 기분으로 부담 없이 즐겁게 다녀옵니다.

현재는 근육량이 꽤 늘어서 체중 70kg 초반, 근육량 63kg, 골격근량 38kg, 체지방률 10%를 유지하고 있습니다.

==가장 확실한 다이어트 성공 비결은 100가지의 이론을 알고 제대로 실천하지 못하는 것보다 한 가지만이라도 제대로 알고 성실하게 실천하는 것뿐입니다.== 그 과정에서 끊임없는 자신과의 싸움을

해야 합니다. 약해지는 마음을 다잡고 유혹을 극복하기 위한 자신만의 노력도 필요하지요. 그래도 힘들다면 저처럼 다이어트 코치 역할을 해줄 수 있는 전문가에게 도움을 청해도 좋습니다.

다이어트를 처음 시작하거나 그동안 다이어트에 반복적으로 실패했던 분이라도 좌절을 훌훌 털고 다시 시작하면 얼마든지 성공할 수 있습니다.

하지만 아무것도 하지 않고 넋을 놓은 채 자고 일어나면 살이 알아서 빠지기만 기다리는 사람에게는 결코 기회가 오지 않습니다.

명심하세요. ==지금 이 순간에도 최소한의 노력을 하는 사람에게만 행운이 찾아오고 성공의 결실을 맺을 수 있다는 점을 말이죠!==

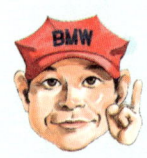

비싼 돈을 들여 하는 다이어트, 왜 실패하곤 할까요?
겉으로는 온갖 미사여구를 늘어놓으며 현란하게 포장해도 사실상 굶어서 살을 빼는 저열량 다이어트를 강요하기 때문입니다.
뚱아저씨가 몸소 체험하며 그 효과를 입증한 BMW 다이어트.
돈 안들고 즐겁게 살 빼면서 요요없이 건강까지 챙기는 아주 똑똑한 BMW 다이어트. 지금부터 확인하러 가실까요?

BMW 다이어트 성공 매뉴얼

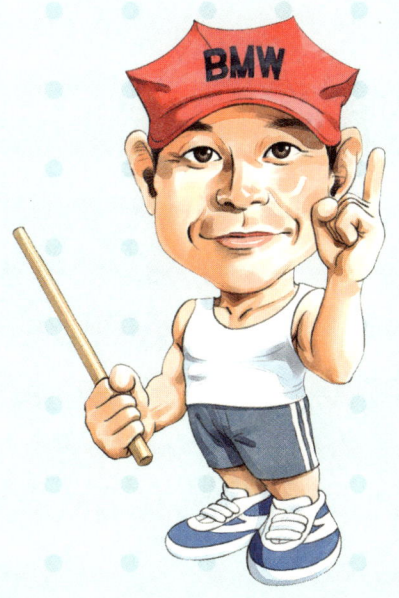

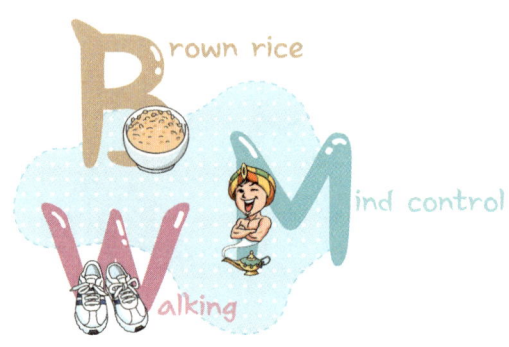

BMW 다이어트 워밍업

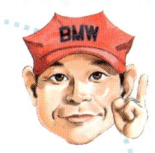

"
우선 다이어트 목표를 정확하게 설정하세요.
이는 다이어트의 성공과 실패를 좌우할 만큼 중요한 요소입니다.
다이어트 미션을 정하면 동기 부여가 되어 더욱 열심히 노력하게 됩니다.
그 다음에는 꾸준한 실천만이 남을 뿐이지요. 실현 가능한 목표를 설정하고
그에 맞춰 꾸준하게 운동을 하고, 식단을 조절하고, 라이프스타일을 개선하면
누구나 다이어트에 성공할 수 있답니다.
"

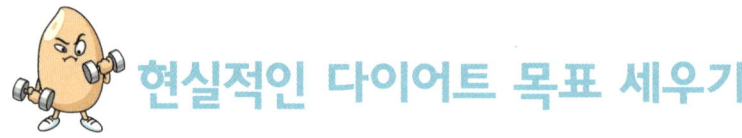
현실적인 다이어트 목표 세우기

다이어트를 하려면 자신의 성별과 연령을 고려해야 합니다. 체중과 BMI(Body Mass Index : 체질량 지수), 체지방률, 근육량 등에 대한 구체적인 목표를 설정하기 위해서죠.

==같은 키와 체중을 가진 분들이라도 전체적으로 사람마다 몸매가 다 다릅니다. 근육량이 많은가, 체지방이 많은가의 차이로 결과 또한 달라집니다.==

체지방 1kg은 근육 1kg보다 부피가 훨씬 큽니다. 그래서 같은 키와 체중을 가졌더라도 원푸드 다이어트나 저열량 다이어트를 시도한 사람은 체지방이 많고 근육량이 적은 상태가 되어 체형이 예뻐지지 않습니다. 반면 체지방이 적고 근육량이 많은 사람은 자기 체중보다 날씬하게 보입니다.

누구나 자기 몸무게보다 더 날씬하게 보이고 싶을 거예요. 그럼, 탄탄하고 날씬해 보이는 몸을 만들기 위한 구체적인 목표를 세워 볼까요?

목표 체중과 BMI가 제 1순위

체중은 다이어트 목표의 기본이죠. 목표 체중을 비현실적으로 세워서는 안됩니다. 소녀시대나 원더걸스와 같은 초날씬녀나 선천적으로 마른 체형의 여성을 롤모델로 삼는 건 비현실적입니다.

현재의 체중과 생활환경, 골격 크기, 유전성, 소아비만 여부 등을 감안해 목표 체중을 정해야 하는데, 그 기준은 다음과 같습니다.

• **목표 체중 정하기**

남자 = (자신의 키 - 100) x 0.9 x 나이할증률
여자 = (자신의 키 - 100) x 0.85 x 나이할증률

※ 나이할증률 적용
 0.95 : 10대 후반~20대 초반   1.0 : 20대 중반~20대 후반
 1.05 : 30대 초반~30대 중반   1.1 : 30대 후반 이후

이렇게 구한 목표 체중의 BMI는 나이에 따라 다르지만 보통 18.5~21입니다. 자기 나이대보다 훨씬 건강하고 날씬한 편에 속하는 체중이죠.

- **BMI 공식**

  BMI = 체중(kg) ÷ {키(m) × 키(m)}

  예) 165cm, 55kg 여성의 BMI = 55 ÷ (1.65 × 1.65) ≒ 20.2

  ※ 체질량 지수 결과

  BMI 18.5~22 : 정상체중　　　BMI 23~24 : 과체중 경고

  BMI 25~26 : 과체중　　　　　BMI 27~29 : 경도 비만

  BMI 30~ : 고도 비만

　뚱아저씨가 다이어트 상담을 하다 보면 마르게 보이고 싶다는 이유만으로 BMI를 18 미만으로 무리하게 잡는 여성들이 많습니다. 그러나 일반 여성들의 약 90%는 아무리 다이어트를 해도 걸 그룹 수준의 깡마른 체형이 되기가 어렵습니다. 원래 마른 체형인 나머지 10%의 여성들만이 가능한 목표죠.

　물론 지독한 저열량을 감행하면 가능하겠지요. 하지만 그 상태를 유지·관리하려면 엄청난 피눈물과 희생이 요구되며 정신적으로도 심한 스트레스를 받게 됩니다.

내 몸속 체지방률부터 파악하라

체지방률은 체지방량을 몸무게의 비율로 환산한 값입니다. 몸에 붙어 있는 지방 덩어리인 체지방량은 체중에 따라 상대적일 수밖에 없습니다. 그래서 ==절대수치인 체지방량보다는 체중에 비례한 체지방률을 목표로 삼는 것이 좋답니다.==

다이어트를 하는 여성 중에는 비만이거나 과체중인 여성보다 정상 체중인 여성이 훨씬 많습니다. 심지어 저체중인 여성도 꽤 됩니다. 날씬함이 여성의 무기가 되는 한국 사회의 특수성에 기인한 까닭이겠죠. 반면 마른 비만인 여성들도 의외로 많습니다. 겉으로는 말라 보이지만 줄자로 사이즈를 쟀을 때 배꼽 및 아랫배의 둘레와 러브핸들(옆구리살)이 예상보다 많이 나온다면 마른 비만을 의심해 봐야 합니다.

위에서 말한 여성들의 평균 체지방률은 대략 25~30%입니다. 보통 18~28%를 정상 범주라고 할 때, 이와 비슷하거나 약간 높은 수준이죠.

==체지방률은 현재 자기 체중과 나이에 따라 목표를 달리 잡을 수 있답니다.==

다음 표를 기준으로 목표 체지방률을 설정해 보세요.

목표 체지방률

체지방률(%)	구분
~17	겉보기에도 심한 저체중의 여성 혹은 전문 여성 보디빌더
18~19	일반인 중에서도 초날씬녀
20~22	날씬한 편에 속하는 여성
23~25	보기에는 좋으나 아랫배나 엉덩이 등에 군살이 붙은 여성
26~29	20대 여성은 과체중, 30대 이상의 여성은 정상
30~39	비만 단계에 접어든 여성, 마른 비만형 여성
40~	고도 비만 단계에 접어든 여성

현재 체지방률이 40%를 초과하면 무조건 살을 빼야 합니다. 미용의 문제뿐 아니라 건강상의 문제도 동반하기 때문이지요.

하지만 목표 체지방률을 18% 미만으로 잡으면 생리가 끊기는 등 여성 기능에 문제가 생길 수 있으므로 주의하세요.

나에게 맞는 근육량은 따로 있다

인체를 구성하는 체성분 중 근육과 관련된 항목은 근육량과 골격근량입니다.

근육량은 뼈에 붙은 근육뿐 아니라 심장을 뛰게 하는 심장근, 내장의 운동을 담당하는 내장근, 세포와 몸의 혈액을 운반하는 체수분까지도 포함합니다. 그래서 근육량이 늘어나면 체수분량도 늘어납니다. '나는 물을 충분히 마시는데도 왜 체수분량이 적지?'라고 생각한다면 대개 그 원인은 근육량이 모자라기 때문입니다. 여성은 체중의 70~75%, 남성은 80% 이상이 되어야 적정 근육량이라고 할 수 있습니다.

골격근량은 눈으로 보기에 근육처럼 보이는 것들입니다. 뼈와 뼈 사이, 관절과 뼈 사이에 붙은 근육이죠. 대개 웨이트 트레이닝을 하는 분들의 모습을 관찰해 보면 골격근량이 어느 정도인지 확연히 알 수 있습니다.

골격근량이 적은 사람은 같은 무게를 들어도 다른 사람들보다 힘들어 합니다. 반대로 체중이 적은데 웨이트 트레이닝을 비교적 수월하게 하는 사람의 경우 체성분을 측정해 보면 골격근량이 비교적 많습니다. 골격근량 역시 체중과 비례하므로 여성은 자기 체중의 42% 이상, 남성은 48% 이상으로 목표를 세우는 것이 좋습니다.

확실한 목표 사이즈가 다이어트 성공을 좌우한다

매번 퍼스널 트레이닝 일일 레슨을 하고 나면 뚱아저씨는 상대방 신체의 일곱 부위, 즉 목·팔뚝·가슴·허리·엉덩이·허벅지·종아리 둘레를 반드시 잽니다.

그러고 나서 체성분을 분석해 보면, 체지방률이 높고 근육량이 적은 사람은 같은 키와 몸무게를 가진 일반 사람보다 예외 없이 사이즈가 큽니다. 심지어 허리둘레의 경우 4인치나 차이가 나기도 합니다. 앞서 말한 바와 같이 같은 키와 체중이지만 체지방, 즉 부피가 큰 지방이 많기 때문입니다.

때문에 근육량은 늘리지 않고 체지방만 일시적으로 감소시키는 다이어트의 경우 결국 실패할 수밖에 없는 겁니다.

==이제부터 '체중 ~ kg' 식의 다이어트는 버리고 구체적으로 목표 사이즈를 정하세요. '체지방률 21% 이내, 골격근량 23kg 이상, 허==

리둘레 25인치'와 같이 구체적으로 세워야 목표를 달성할 가능성도 높아집니다.

> **Tip**
> ### 나는 1개월에 몇 kg을 감량할 수 있을까?
>
> '지금의 다이어트 방법대로 식사하고 운동을 하면 과연 1개월에 몇 kg을 뺄 수 있을까?'
> 많은 다이어터들이 가장 궁금해 하는 질문인데요.
> 나의 라이프 스타일(식이, 운동, 생활 습관)을 알면 1개월 뒤 감량될 체중을 예측할 수 있답니다.
> 일상생활을 하며 개인이 하루에 소비하는 칼로리양은 다음과 같습니다.
> (보통 1kg의 체지방을 감량하는 데 필요한 소비 열량은 7,700kcal가 기준.)
>
> **하루 소비 에너지 = 기초 대사량 + 활동 대사량 + DIT**
>
> DIT(Diet Induced Thremogenesis · 식사유도체)는 음식을 먹을 때 그 자체로 소비되는 열량입니다. DIT는 개인차가 있는데, 3대 영양소의 DIT 비율은 단백질 20%, 탄수화물 10%, 지방 0%를 차지합니다. 즉, 단백질이 풍부한 음식을 먹으면 상대적으로 DIT가 많이 발생해 같은 열량을 먹어도 더 많이 소비되는 것이죠.

BMW 다이어트 실천표

이름 (닉네임)		연령(만)		세	시작일	월 일
		키		cm	목표일	월 일

	체중	BMI	체지방량	체지방률	근육량	골격근량	기초대사량
시작	kg		kg	%	kg	kg	kcal
	목둘레	팔둘레	가슴둘레	허리둘레	엉덩이둘레	허벅지	종아리
	cm	좌: cm 우: cm	cm inch	cm inch	cm inch	좌: cm 우: cm	좌: cm 우: cm

8주간의 체중 기록 일지 (단위 : kg)

1일	2일	3일	4일	5일	6일	7일	1주차평균 - kg
8일	9일	10일	11일	12일	13일	14일	2주차평균 - kg
15일	16일	17일	18일	19일	20일	21일	3주차평균 - kg
22일	23일	24일	25일	26일	27일	28일	4주차평균 - kg
29일	30일	31일	32일	33일	34일	35일	5주차평균 - kg
36일	37일	38일	39일	40일	41일	42일	6주차평균 - kg
43일	44일	45일	46일	47일	48일	49일	7주차평균 - kg
50일	51일	52일	53일	54일	55일	56일	8주차평균 - kg

	체중	BMI	체지방량	체지방률	근육량	골격근량	기초대사량
8주 후	kg		kg	%	kg	kg	kcal
	목둘레	팔둘레	가슴둘레	허리둘레	엉덩이둘레	허벅지	종아리
	cm	좌: cm 우: cm	cm inch	cm inch	cm inch	좌: cm 우: cm	좌: cm 우: cm

3개월 -31kg 감량

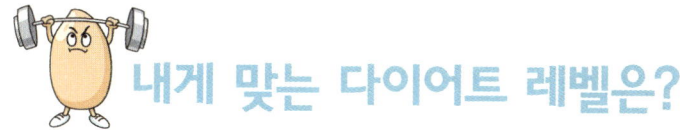
내게 맞는 다이어트 레벨은?

다이어트의 1차 성공은 체중 감량이지만, 최종 성공은 일상생활에서 스트레스를 받지 않고 유지·관리하는 일입니다. 체중 감량에 성공했다 하더라도 유지·관리가 되지 않으면 성공한 다이어트라고 볼 수 없습니다.

다이어트 중에는 감량기와 유지기의 괴리가 적어야 요요 현상이 따르지 않고 확실하게 다이어트에 성공할 수 있습니다. 똥아저씨는 감량기와 유지·관리기의 특성에 따라 다이어트 레벨을 A, B, C, D, F의 다섯 등급으로 구분해 보았답니다.

다이어트 레벨 F
바보들만 하는 작심삼일 다이어트

특징 급하게 마음만 앞서다가 실패하는 다이어트. 운동은 하지 않고 식사량만 지나치게 줄이거나, 반대로 너무 과다하게 운동하는 경우

결과 다이어터들의 50%가 이 단계에서 실패

실패 원인 뚜렷한 동기와 목표 부재, 구체적인 다이어트 계획 부재, 무작정 굶다시피 하는 그릇된 습관

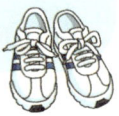

다이어트는 과학입니다. 나름대로 계산도 해야 하고 작전도 필요합니다. 건강을 해치지 않는 범위에서 감량 체중 몇 kg을 목표로 할 것인지, 얼마동안 감량할 것인지, 어떠한 운동 방법과 식이 요법을 시행할 것인지 치밀한 사전 계획이 필요하죠.

하루는 굶을 수 있죠. 하지만 몇 달을 굶으며 지낼 수는 없습니다. 무작정 굶는 식의 다이어트는 결국 본능적으로 음식의 유혹 앞에 굴복하는 결과를 부르게 됩니다.

다이어트 레벨 D

본전도 못 찾는 상업 다이어트

> **특징** 체지방이든 근육이든 상관없이 체중 감량에만 급급함. 식욕 억제제나 한약·생식·선식·단백질 셰이크 등을 식사 대용으로 먹는 경우, 비만 관리실 등을 이용하는 경우
>
> **결과** 단기적으로 체중 감소. 그러나 짧게는 1개월, 길게는 3년 이내에 다시 살이 찜
>
> **실패 원인** 식이를 지나치게 제한해 오히려 폭식을 부름

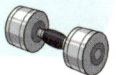

대부분의 상업 다이어트는 빠른 감량 효과를 내세우며 식이를 지나치게 제한하는 배고픈 다이어트입니다. 그러면서 '식사 대용품에는 온갖 영양소가 들어 있어 이것만 먹어도 몸에 지장이 없다'고 대대적으로 광고를 합니다.

그러나 실천을 하다보면 금방 한계에 부딪힙니다. 그동안 투자한 돈이 아까워 억지로 한다고 해도 일상적인 식생활과 차이가 커서 다시 요요 현상을 겪게 됩니다. '어떤 식으로든 먼저 체중을 줄

이고 최선을 다해 유지·관리하면 되겠지' 하고 마음을 먹지만 생각처럼 쉽지 않습니다. 결국 체중이 원위치할 뿐만 아니라 살이 더 찌는 체질로 바뀌어서 그야말로 최악의 다이어트가 되는 것이죠. 돈은 돈대로 쓰게 되고, 몸도 버리고 마음에 상처만 입게 됩니다.

심심찮게 볼 수 있는 '1개월에 5~8kg 감량 보장. 실패하면 전액 환불'이라는 상업 다이어트 광고를 맹신했다가는 낭패 보기 쉽다는 점을 명심하세요.

다이어트 레벨 C

스트레스만 쌓이는 저열량 다이어트

특징 운동을 하지 않고 섭취 칼로리를 최대한 낮춰 체중을 줄이는 다이어트. 하루 한 끼 다이어트, 원푸드 다이어트, 양배추 수프 다이어트, 덴마크 다이어트 등 식사 종류나 양을 조절하는 대부분의 다이어트가 이에 해당됨

결과 몸에 필요한 근육과 무기질, 수분이 함께 빠져나가고 기초 대사량을 뚝 떨어뜨려 조금만 먹어도 살찌는 체질로 변화함

실패 원인 기본적인 영양 공급 무시. 심각한 식이 스트레스 동반

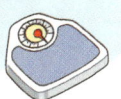

저열량 다이어트는 소비 칼로리와 섭취 칼로리의 격차를 늘려 몸무게를 줄이는 방법입니다. 운동을 해서 적절하게 체지방을 연소시키지 않고, 우리 몸에 필요한 최소한의 영양 공급도 하지 않으니 그 자체만 놓고 봐도 실패라고 볼 수 있죠.

많이 먹어도 곤란하지만, 지나치게 적게 먹어도 다이어트에 실패하게 됩니다. 기본적인 생명 유지를 위해서는 기초 대사 활동과 기본 활동에 필요한 에너지를 공급해 줘야 하는데, 그조차 무시를

하니 성공할 리가 있나요.

저열량 다이어트를 반복하면 요요 현상이 자주 오게 되는 데다 살이 잘 찌되 잘 빠지지는 않는 지방 축적형 체질로 바뀝니다. 식이 스트레스가 심해져 억지로 막아놨던 둑이 터지듯이 식탐이 폭발해서 폭식을 하는 경우도 많습니다. 이로 인해 거식증, 폭식증, 폭토(폭식한 뒤 억지로 토함), 씹뱉(음식을 씹어 맛만 본 뒤 목으로 넘기지 않고 바로 뱉어냄) 등의 증세가 나타나게 되는 것입니다.

다이어트 레벨 B
요요가 따라오는 소식 & 운동 다이어트

특징 섭취 칼로리를 줄이고 운동량을 늘려서 빠른 시간 내에 체중과 체지방을 감량하는 다이어트. 소식과 운동을 병행함

결과 특정 기간만의 스페셜 다이어트라는 한계

실패 원인 저탄수화물 고단백질 식단으로 밥이 주식인 한국인의 식사 패턴과 차이가 있음

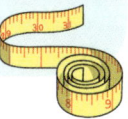

적게 먹고 많이 운동하는 다이어트를 했다가 실패한 많은 사람들은 왜 다시 살이 쪘는지 의아해합니다. 나름대로 식단도 조절하고, 근육량을 늘리기 위해 충분히 단백질을 섭취하면서 웨이트 트레이닝도 병행해 멋진 몸을 만들었는데 오래가지 못해 도로 살찌게 되니 말입니다.

하루 식단 중 탄수화물 비중을 줄이고 단백질 섭취를 늘리며, 웨이트 트레이닝으로 근육량과 기초 대사량을 늘리는 방법이 다

이어트 이론의 교과서처럼 알려져 있는데 이는 명백한 오류입니다. 지나친 저탄수화물 고단백질 식단은 일시적인 체중 감량에는 매우 효과적이지만 그런 식사를 평생토록 꾸준히 하는 것은 무리입니다. 밥을 중심으로 하는 한국인의 일반적인 식사 패턴에서 많이 벗어나 있기 때문이죠. 게다가 먹는 재미마저 앗아가 버리기 때문에 식욕을 이기지 못한 나머지 폭식으로 이어질 수 있습니다.

또한 단기간에 멋진 몸을 만들 수 있지만 장기적으로 보면 운동과 식이 등 일상생활과의 괴리가 커서 다시 요요 현상이 발생하기 쉽습니다. 반짝 '몸짱'은 될 수 있어도 오래 가기는 힘든 방법이죠.

Tip 뚱아저씨가 추천하는 다이어트 레벨은?

뚱아저씨가 다이어터들에게 추천하는 방법은 바로 다이어트 레벨 A, BMW 다이어트입니다. 과체중이나 표준 체중이라면 다이어트 레벨 A로 시작하세요. 틀림없이 체지방이 빠지고 몸매도 예뻐져서 다이어트가 즐거운 일상처럼 느껴질 겁니다.
그리고 칼로리 다이어트 개념에서 벗어나 밥상의 기본인 현미잡곡밥을 중심으로 BMW 다이어트를 실천해 보세요. '정말 다이어트 하는 거 맞아?' 싶을 정도로 뷔페나 패밀리 레스토랑에도 갈 수 있습니다. 그럼에도 불구하고 빠진 몸무게를 유지·관리하는 데 전혀 문제가 없습니다.
일주일에 3~5회에 걸쳐 헬스장에 다니는 일을 취미이자 일상생활로 만드세요. 시간이 지나면 하루에 50분만 투자해도 효과가 있답니다.

다이어트 레벨 A

평생 날씬한 몸매 보장 BMW 다이어트

특징 운동이나 식이를 무리하지 않게 진행해 서서히 살이 찌지 않는 생활로 변화시키는 다이어트. 살이 찌게 되는 근본 문제부터 해결

결과 단기간으로 보면 체중 감량 폭은 적지만 장기적으로 보면 성과가 가장 뛰어난 다이어트

성공 원인 식이 스트레스가 거의 없음. 정상 식단의 범주와 흡사해 평생 실천 가능. 투자 시간 대비 효율적인 감량 효과

과거 다른 유형의 다이어트를 통해 실패했던 경험자들이 이 방법을 통해 성공한 사례가 점점 늘어나고 있습니다.

==레벨 A 다이어트의 경우 1, 2개월만으로 판단한다면 체중 감량 폭이 적지만, 6개월에서 1년을 놓고 판단하면 다른 다이어트 레벨에 비해 성과가 매우 뛰어난 다이어트입니다.==

평생 동안 식이 스트레스를 받지 않으면서도 몸무게를 유지·관리할 수 있고, 건강과 날씬한 몸매를 함께 챙길 수 있답니다.

게다가 레벨 B·C·D 다이어트는 장기간 꾸준히 하기가 어렵지만, 레벨 A 다이어트는 친구와 만나 맛있는 요리도 먹으며 일상생활을 지속해 나갈 수 있습니다.

BMW 다이어트를 하면 식이 스트레스가 거의 없습니다. 군것질을 하고 싶은 욕구가 간간히 찾아오지만 저열량 다이어트나 식욕 억제 다이어트를 할 때처럼 심각하지 않아 견딜만합니다.

==BMW 다이어트는 일반적인 식단을 유지하되 하루 세 끼 중 평균 2끼 이상 현미(잡곡)밥을 먹는 다이어트입니다.== 가끔 햄과 치즈, 달걀 프라이, 토마토, 양상추 등을 푸짐하게 넣은 호밀식빵 샌드위치도 먹을 수 있습니다. 빵이나 과자, 패스트푸드에 대한 식탐도 효과적으로 잠재울 수 있다는 말이죠. 무리하게 운동하지 않고도 투자 시간 대비 효율적으로 체중을 감량할 수 있기 때문에 살 빼는 재미를 느낄 수 있습니다.

추후 유지·관리기에는 오히려 식사량을 조금 더 늘리고 운동량을 줄일 수 있습니다. 대신 에스컬레이터나 엘리베이터 대신 계단 이용하기, 자동차보다 지하철, 버스와 같은 대중교통 이용하기, 웬만한 거리는 도보로 움직이기 등 생활에서 걷기 운동을 실천해 살 찔 틈이 없도록 만들면 좋습니다.

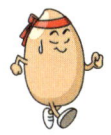# 다이어트 목표 기간 설정하기

구체적인 목표와 다이어트 레벨을 정한 다음에 할 일은 언제까지 그 목표를 달성할 것인가를 계획하는 일입니다.

마음 같아서는 얼른 살을 빼고 난 다음에 날씬한 상태에서 유지·관리에 들어가고 싶겠지만 사실 말처럼 쉬운 일은 아니죠. 다이어트 목표를 어떻게 설정하고 어떤 과정을 거쳐서 감량했느냐에 따라 이후 몸을 유지·관리하기가 쉬울 수도 있고, 가시밭길일 수도 있기 때문입니다.

그렇다면 감량 목표 기간은 어느 정도가 적당할까요?

그 기준은 복잡하지만, 현재의 비만 상태와 연령이 가장 큰 변수로 작용합니다.

그 밖에 다이어트 반복 횟수, 기존에 저열량 다이어트나 한약, 양약 등의 다이어트를 반복한 경우 살이 빠지는 속도가 늦습니다.

똥아저씨가 상담한 1만 2천여 명의 데이터를 토대로 보면, 고도 비만자가 1개월 동안 오직 다이어트에만 전념했을 경우 여성은 최

==대 7kg, 남성은 최대 10kg까지 감량할 수 있습니다.==

지금부터는 다른 일을 하면서 남는 시간을 최대한 활용해 다이어트를 해야 하는 직장인이나 중·고등학생, 대학생, 혹은 어린 자녀를 둔 주부의 현실적인 감량 목표를 알아보겠습니다. 성실하게 식이와 운동을 병행한 경우를 전제로 하며, 약 1만 2천 명의 다이어트 여성의 데이터를 기준으로 한 평균값입니다.

BMI 기준 평균 감량 무게

BMI 35 이상의 초고도 비만 여성 : 1개월에 5kg 감량
BMI 30 이상의 고도 비만 여성 : 1개월에 4kg 감량
BMI 27 이상의 경도비만 여성 : 1개월에 3kg 감량
BMI 25 이상의 과체중 여성 : 1개월에 2kg 감량
BMI 23 이상의 군살 정리가 목표인 여성 : 1개월에 1.5kg 감량
BMI 23 미만의 미용 체중이 목표인 여성 : 1개월에 1kg 감량

연령별 감량 체중 계산법

10대 후반~20대 초반 : 1개월 평균 감량 체중 x 1.2~1.5
20대 중·후반 : 1개월 평균 감량 체중 x 1.1
30대 초반 : 1개월 평균 감량 체중 x 1
30대 중·후반 : 1개월 평균 감량 체중 x 0.8~0.9
40대 이상 : 1개월 평균 감량 체중 x 0.7

현재 자신의 체중과 나이, 환경 조건에 따라 1개월간의 감량 목표 체중은 조금씩 차이가 납니다. 그리고 대체적으로 남성이 여성보다 살이 잘 빠지는 편입니다. 남성은 여성의 1개월 감량 목표에 1.5를 곱하면 감량 체중을 구할 수 있습니다.

남성은 기본적으로 기초 대사량이 높은 편인 데다 잘 분해되는 내장 지방 비만이 많습니다. 반면 여성은 분해 속도가 느린 피하 지방이 하복부와 옆구리, 엉덩이, 허벅지, 팔뚝 등에 골고루 분포되어 있기 때문에 남성에 비해 피하 지방 연소가 더딘 편입니다.

나이와 연령에 따라 감량 목표가 다르듯이 그 목표를 달성하는 기간도 달리 정해야 합니다.

"예전에는 조금 덜 먹고 조금 더 운동하면 살이 금방 빠졌는데 지금은 안 그래요."

20대 후반 이후의 여성들은 줄곧 이런 하소연을 합니다. 억울하게 생각하지 마세요. 그건 어쩔 수 없이 받아들여야 할 나이의 법칙이고, 그 나이대의 다른 분들도 같은 과정을 거치고 있으니까요.

==1개월, 2개월 내에 끝장내겠다는 무리한 다이어트 계획도 금물입니다. 최소한 3~6개월, 초고도 비만인 경우 1년 정도의 다이어트를 계획하는 것이 현실적인 방법이자 좌절하지 않는 방법입니다.==

주변에서 귀에 솔깃한 다이어트 방법으로 빨리 감량을 했다고 자랑하더라도 부러워하지 마세요. 장담컨대 반드시 요요 현상이 나타납니다. 다만 요요 현상이 얼마만에 나타나느냐의 차이일 뿐이죠.

요요 현상이 늦게 올수록 사실 더 괴롭습니다. 오랜 기간을 두고 적게 먹고 체중을 유지하려니 신경은 있는대로 날카로워지고 친구들과의 식사 자리도 줄여야 하니 사는 재미도 시들해집니다. 유일한 기쁨이라면 주위에서 날씬해졌다는 말을 듣는 것인데, 어느 시점이 되면 이러한 환호성도 더 이상 들을 수 없게 됩니다. 결국 체중을 지키기 위해 안간힘을 쓰는 힘든 다이어트로 전락할 수밖에 없습니다.

다이어트 기간이 길다고 조급해할 필요는 없습니다. 좋은 다이어트를 하게 되면 단 1kg만 감량을 해도 내 몸의 사이즈가 변하기 시작합니다.

==날씬함과 비만을 가늠하는 기준이 되는 것은 체성분입니다. 다시 말해 근육과 체지방의 분포 상태와 체중이 전체적으로 얼마나 균형 있게 분포되어 있는지가 날씬한 정도를 좌우하는 것입니다.==
단 1kg만 감량했는데도 허리 사이즈가 1.5인치 이상 줄어들었다면 체성분이 줄었기 때문입니다.

    좋은 다이어트를 하면 체중이 크게 줄어들지 않더라도 전에 꽉 조이던 옷을 여유 있게 입을 수 있습니다. 5kg의 체중을 감량했는데 마치 10kg을 감량한 효과가 납니다. 매우 즐겁고 행복한 일이죠.

    앞으로 우리가 살아가야 할 날이 최소한 50년 이상은 남아 있답니다. 대부분의 감량 다이어트는 길게 봐도 1년이고요. ==내 인생의 2%를 투자해서 98%의 행복을 얻는다고 생각해 보세요. 얼마나 투자 수익률이 높은 일인가요?== 당장은 길게 느껴질 3개월, 6개월, 1년은 지나고 나면 금방입니다.

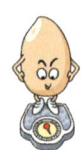 ## 내게 맞는 식사 스타일 찾기

다이어트를 하는 많은 분들이 식사량의 조절, 군것질이나 야식 등 식탐의 조절에 실패해 결국 다이어트를 포기하고 맙니다. 특히 비만인 분들은 살을 빨리 빼고 싶은 욕심에 고전적인 칼로리 다이어트의 개념인 '적게 먹고 많이 움직이기'를 시도하다가 여지없이 실패를 하곤 합니다.

'적게 먹고 많이 움직이기'. 그럴듯해 보이는 말인데 왜 번번이 실패할까요? 단기간은 가능하지만 꾸준히 하기가 힘들기 때문입니다. 게다가 상당수의 여성 다이어터들은 운동하기가 싫다는 이유로 음식 조절로만 살을 빼려고 하기 때문에 실패 확률이 더 높습니다.

그렇다면 가장 최적의 다이어트 방법은 무엇일까요?

해답은 '자신에게 알맞은 식사량을 지키고 영양을 균형 있게 섭취하는 것'입니다. 이렇게 하면 크게 힘들이지 않고도 다이어트에 성공할 수 있습니다. 다이어트 기간 중에 스트레스를 덜 받으며, 감량에 성공한 이후에도 체중을 유지·관리하기가 쉽습니다.

또한 탄수화물, 단백질, 지방, 비타민, 미네랄 등 5대 영양소를 골고루 섭취하고 인체에 필수적인 물을 충분히 마신다면 다이어트에 성공할 수 있습니다.

나의 기초 대사량은 얼마일까?

혹시 다이어트를 하면서 자신에게 알맞은 식사량을 구하는 공식이 있다는 말 들어보셨나요? 신기하게도 그런 게 있답니다. 다이어트도 알고 해야지 무작정 덤비면 힘만 들고 성공하기가 힘들어요.

지금부터 뚱아저씨가 '자신에게 알맞은 식사량을 구하는 공식'을 알려드릴게요. 다이어트 할 때 살이 가장 잘 빠지면서도, 빼고 난 다음에 유지·관리하기가 쉬운 방법입니다.

사람들을 관찰해 보면 많이 먹어도 살이 잘 안 찌는 사람이 있는가 하면, 똑같이 먹는데도 남보다 살이 잘 찌는 사람이 있습니다. 선천적으로 타고난 체형과 체질 탓도 있지만 보다 정확한 이유는 바로 기초 대사량의 차이 때문입니다. 똑같은 키와 체중이라도 체성분의 구성에 따라 사람들의 기초 대사량에도 차이가 있을 수 있는 것입니다.

기초 대사량은 내가 움직이지 않고 가만히 누워서 숨만 쉬고 있어도 내 몸의 뇌나 내장 기관, 근육 등의 모든 신체 활동에 소비되는 에너지 대사량입니다.

그러면 기초 대사량을 어떻게 알 수 있냐고요? 가장 손쉬우면서도 정확하게 측정할 수 있는 방법이 바로 체성분 분석기를 이용하는 것입니다. 이 장비를 이용하면 자신의 몸상태를 정확하게 알 수 있어요. 체중은 물론 체수분의 구성 비율, 근육량, 체지방량, 무기질양 등이 표시되고 그에 따른 기초 대사량도 나온답니다. **WHR**(허리와 히프 둘레의 비율), 내장 비만율, 신체 발달 점수도 알 수 있죠.

체성분 분석기가 없다고요? 그렇다 해도 손쉽게 자신의 기초 대사량을 구할 수 있습니다. 다만, 평균적인 사람들을 기준으로 한 공식이므로 운동을 많이 해서 근육이 발달한 분이나 지나치게 운동을 안해서 근육량이 적은 분에게는 잘 안 맞을 수도 있답니다. 이 점을 감안해서 다음 공식으로 계산해 보세요.

- 기초 대사량 공식1 – B.E.E(Harris-Benedict Equation) 방법

남성 = 66.47 + (13.75 x 체중) + (5 x 키) – (6.76 x 나이)

여성 = 655.1 + (9.56 x 체중) + (1.85 x 키) – (4.68 x 나이)

- 기초 대사량 공식2 – 초간단 방법

남성 = 체중 x 24

여성 = 체중 x 24 x 0.9

※ 체중은 kg, 키는 cm를 기준으로 함

연령별 기초 대사량(남성)

연령	표준 체중	기초 대사량
20~29세	71.8±10.6kg	1728±368.2kcal
30~49세	70.3±9.24kg	1669.5±302.1kcal
50~64세	70±6.66kg	1493.8±315.3kcal

연령별 기초 대사량(여성)

연령	표준 체중	기초 대사량
20~29세	52.1±6.12kg	1311.5±233kcal
30~49세	57.4±6.29kg	1316.8±225.9kcal
50~64세	60.2±7.81kg	1252.5±228.6kcal

앞의 표는 남녀의 연령별 표준 체중과 기초 대사량을 조사한 통계 자료입니다. 본인의 체중·기초 대사량과 비교해 보세요. 자신의 체중과 기초 대사량이 표준에 해당하는지 아닌지 알 수 있습니다.

기초 대사량은 체중과 비례합니다. 즉, 체중이 늘어나면 기초 대사량도 많아집니다. 여기서 중요한 건 단위 체중 당 기초 대사량인데요. ==체중이 적게 나가면서도 기초 대사량이 많아야 건강하다고 할 수 있습니다.==

> **Tip**
>
> ### 기초 대사량보다 덜 먹어야 성공한다?
>
> 적게 먹기 시작하면 그 다음에는 전보다 더 적게 먹어야 살이 빠집니다. 더 이상 음식을 줄일 수 없는 한계에 도달하면 그 다음에는 아무리 적게 먹어도 살이 안 빠집니다.
>
> 다이어트는 노력이기도 하지만 기술이기도 하고 예술이기도 합니다. 소비와 공급의 밸런스를 절묘하게 조절해가면서 체지방을 감량해야 합니다. 다이어트의 성공과 실패가 여기에 달려 있다고 해도 과언이 아니에요. 무작정 공급을 줄이고 소비만 늘린다고 살이 빠질 리 없다는 얘기죠.
>
> 다이어트는 평생 해야 합니다. '뭐, 2개월이나 3개월간 해서 이만큼 뺐으니 이제 다이어트를 그만둬야지'라고 생각하는 분이 많을 거예요. 하지만 다이어트는 현대인의 숙명과도 같습니다. 여성이든, 남성이든 평생 다이어트를 안 하면 나이가 들수록 뱃살도 따라 늘어날 수밖에 없어요.

나에게 필요한 식사량 알아보기

- **기간별 하루 총 영양 섭취량 공식**

  감량 다이어트 기간 : 기초 대사량 + 100~300kcal

  유지·관리 기간 : 기초 대사량 + 300~500kcal

  예) 키 163cm, 체중 63kg, 25세 여성의 감량 다이어트 기간 중 하루 섭취량
  → 1,441kcal + 100~300kcal = 1,541~1,741kcal

다이어트를 하려면 식단을 효과적으로 구성해야 합니다. 밥이 주식인 한국인들의 일반적인 3대 영양소 섭취 비율은 탄수화물 65 : 단백질 15 : 지방 20입니다. 다이어트 기간 중에는 탄수화물 비율을 약간 줄이고 단백질 비율을 늘리는 것이 효과적입니다.

3대 영양소의 섭취 비율

목적	탄수화물 : 단백질 : 지방
체지방 감량	55 : 25 : 15
몸짱(근육 만들기)	40 : 40 : 20
전문적인 보디빌더	30 : 50 : 20

전문적인 보디빌더가 되려면 탄수화물 비율을 30%까지 낮추고 단백질 비율을 높입니다. 일반인들은 함부로 따라하기 힘든 데다 매우 고통스러운 식사 방식이죠.

아침을 먹는 습관이 안 들었다면, 이제부터라도 아침을 거르지 않도록 노력하세요.

- **시간대별 식사량 비율**

  아침 : 점심 : 저녁 = 3.5 : 3.5 : 3

  예) 하루 1,500kcal를 섭취해야 하는 여성
  → 아침 : 점심 : 저녁 = 525kcal : 525kcal : 450kcal

시간대별 식사량을 조절하는 일 외에 지방의 연소와 근육의 합성을 돕는 비타민, 미네랄도 골고루 섭취하면 영양소의 밸런스를 맞출 수 있습니다.

탄수화물, 단백질, 지방은 현미, 채소, 육류, 해조류, 과일에 분포된 비율이 저마다 다르므로 특정 식품에 편중하지 말고 균형 있는 식단을 구성하는 것이 좋답니다.

Tip
유행 다이어트의 명과 암

검은콩 다이어트

방법 첫날에는 하루 세 끼를 검은콩과 두부만 먹는다. 다음날부터는 아침엔 검은콩과 두부를, 점심엔 GI(Glycemic Index·당 지수)가 낮은 음식을, 저녁엔 소식을 한다.
장점 단백질이 풍부한 검은콩을 하루 한 끼씩 섭취할 수 있다.
단점 생각보다 감량이 더디고 식이 스트레스가 큰 편이다.

아침 바나나 다이어트

방법 아침에는 바나나와 생수로, 점심과 저녁은 평소처럼 먹는다.
장점 아침 식사하기가 번거로운 사람에게 간편한 다이어트 방법이다.
단점 감량이 잘 안되고 식이 만족도가 적다.

반식 다이어트

방법 첫날은 굶고, 다음날부터 음식의 양을 평소의 절반으로 줄인다.
장점 양을 줄여 위를 줄이므로 소식 습관이 몸에 익는다.
단점 저열량 다이어트의 일종으로 오래 지속하기가 힘들고, 식이 스트레스로 인해 폭식할 우려가 많다.

덴마크 다이어트

방법 탄수화물 섭취를 줄이고 각종 채소와 단백질 섭취를 늘린다. 삶은 달걀, 자몽, 채소샐러드, 블랙커피 등을 골고루 돌아가며 먹는다.
장점 2주 만에 3~8kg를 감량할 수 있다. 단기간에 빨리 효과가 나타난다.
단점 정상 식이로 돌아오면 보식을 잘해도 곧바로 요요 현상이 나타난다.

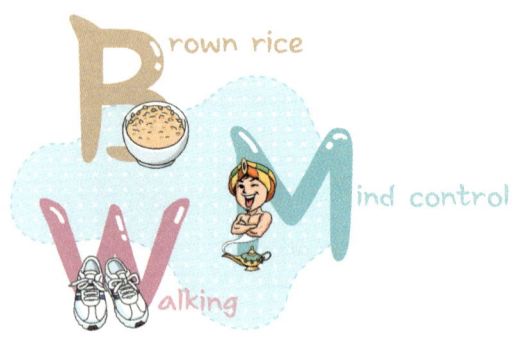

이것이 신개념 BMW 다이어트다!

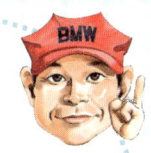

" BMW란 Brown rice, Mind control, Walking의 약자입니다. 즉, 현미밥을 먹고 즐거운 마음으로 꾸준하게 걷기 운동을 하면 누구나 날씬해질 수 있는 신개념 다이어트입니다. BMW 다이어트는 일상생활에서도 칼로리나 여러 수치를 민감하게 따지지 않고 간편하게 실천할 수 있는 방법입니다. 현미밥에 반찬을 골고루 먹는 것만으로도 다이어트가 가능합니다. 여기에 긍정의 마인드 컨트롤과 체지방 감량에 효과가 큰 걷기 운동을 합치면 누구든지 다이어트 성공에 이르게 된답니다. "

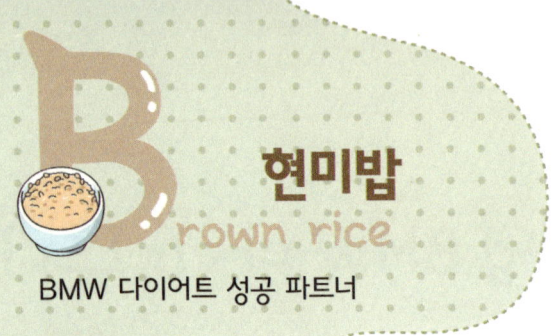

현미밥
Brown rice
BMW 다이어트 성공 파트너

다이어트에 성공을 하고 나서 온라인과 오프라인에서 만나는 수많은 분들이 그 비법을 물어보곤 합니다. 뚱아저씨는 명쾌하게 대답하죠. 밥만 현미로 바꾸고, 걷기 운동만 병행해주면 다이어트의 반은 성공하는 거라고요.

    다이어트는 한 번 시작하면 평생 해야 합니다. 그것을 인정한다면 평생 다이어트를 어떻게 할 것인가를 고민해 보세요. 밥이 주식인 한국인이 평생 밥을 안 먹고 살기는 불가능하니, 속는 셈 치고 밥만 현미로 바꿔 보세요. 3일만 해봐도 몸이 한결 가뿐해질 겁니다.

현미밥의 놀라운 다이어트 효과

체중 감량에 가장 많은 영향을 미치는 요인은 무엇일까요?

대개 식이 60%, 운동 30%, 생활 습관 개선 10% 정도의 비율인데, 세 요인 중에서 식이가 체중 감량에 있어 가장 큰 비중을 차지합니다.

특히 한국인은 밥이 식이의 50%에 달할 정도로 비중이 높습니다. 현미밥을 먹는 것이 중요할 수밖에 없다는 얘기죠.

현미밥을 주식으로 하면 여러 장점들이 생겨납니다.

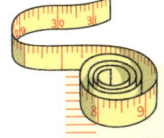

❶ 백미밥보다 약 20% 적게 먹어도 포만감이 빨리 찾아온다.
❷ 포만감이 오래 가서 공복감이 줄어들고, 군것질의 유혹을 덜 받는다.
❸ GI 수치가 낮아서 지방 축적 분비율을 감소시킨다.
❹ 비타민과 미네랄이 풍부하여 체지방 분해에 도움이 된다.
❺ 식이섬유가 풍부해서 변비 해소에 도움을 준다.

현미와 백미의 영양소 비교(100g 기준)		
영양소	현미	백미
단백질(g)	7.2	6.5
지방(g)	2.5	0.4
탄수화물(g)	76.8	77.5
섬유(g)	1.3	0.4
칼슘(mg)	41	24
철(mg)	2.1	0.4
치아민(mg)	0.54	0.12
리보플라빈(mg)	0.1	0.05
니코틴산(mg)	5.1	1.5
토코페롤(mg)	1.0	0.2
휘친산(mg)	2,400	41
열량(kcal)	350	356
GI 수치	56	84

이 밖에도 현미밥의 장점이 많지만 앞의 다섯 가지 장점만으로도 현미밥을 꼭 먹어야 하는가에 대한 궁금증이 어느 정도 해소될 것입니다.

살 빼주는 현미밥 맛있게 짓는 법

100% 현미로 밥을 지어도 좋지만, 기호에 따라 잡곡을 섞어도 좋습니다. 뚱아저씨가 다양한 비율로 실험을 해봤더니 ==현미 50 : 찹쌀현미 20 : 잡곡 30일 때 밥맛이 가장 좋고 다이어트에도 도움이 되더군요.== 물론 저마다 기호가 다르니까 저처럼 집에서 다양하게 실험을 해보고 자신의 입맛에 가장 잘 맞는 비율로 밥을 짓는 것이 좋겠죠?

처음부터 현미만 넣고 먹기가 꺼려진다면 현미와 백미를 반반 섞은 밥으로 시작해 점차 현미의 비율을 늘려보세요. 하지만 뭐니 뭐니해도 가장 좋은 건 백미를 전혀 넣지 않고 현미와 잡곡(검은콩, 조조, 보리 등)만으로 밥을 짓는 것입니다.

현미밥을 먹으면 밥을 꼭꼭 씹어 먹는 습관이 몸에 배게 됩니다. 현미는 백미처럼 씹지 않고 삼킬 수 있을 정도로 보드랍지는 않기 때문에 꼭꼭 씹어 먹어야 하거든요. 백미밥에 길들여진 사람도 처음에는 현미의 질감을 껄끄러워하지만, 씹을수록 고소한 맛에 차츰 현미밥을 더 좋아하게 된답니다.

Tip 현미밥을 먹기가 힘들다면

식구들이 모두 현미밥을 싫어해서 혼자 먹어야 해요
다소 번거롭더라도 현미밥을 따로 지으세요. 끼니마다 현미밥을 1인분씩 해먹기가 힘들다면 한 번에 이틀 치 분량을 지은 다음 1인분씩 덜어내 비닐 랩을 씌우거나 용기에 포장해 냉동실에 보관하세요. 끼니마다 냉동한 현미밥을 꺼내어 물을 약간 뿌린 후 전자레인지에 데우면 갓 지은 밥처럼 먹을 수 있답니다.

고시원(기숙사)에 살아요
참 풀기 힘든 난제입니다. 현미밥의 장점을 훤히 아는데도 현미밥을 해먹을 수 없는 환경이기 때문입니다. 시중에 파는 쎈쿡처럼 1인분(210g)씩 포장해서 판매하는 현미밥을 이용하세요. 똥아저씨도 시식을 해봤는데 먹을만하답니다. 간편하게 챙겨먹기에 좋은 방법입니다.

해 먹거나 사먹을 처지가 안돼요
그럴 때는 백미밥을 드세요. 현미밥 한 공기를 기준으로 했을 때 백미밥은 4분의 3 공기가 적당합니다. 반찬은 짜지 않은 것을 골라 포만감을 느낄 수 있도록 충분히 드세요. 대신 밥을 먹을 때는 천천히 꼭꼭 씹어서 먹습니다. 그리고 식사 전후 어느 때라도 상관없이 물을 맘껏 드세요.

BMW 다이어트 성공 식단 대공개

가리는 게 많은 다이어트나 먹지 말라는 게 많은 다이어트는 실패하기가 쉽습니다. 오히려 양과 횟수를 조절해 먹는 것이 더 현명한 방법이죠. 사람마다 다소 양의 차이는 있겠지만, 보통 체형이거나 약간 과체중인 여성의 경우 약 1,500kcal를 섭취하는 게 적당합니다.

다이어트를 만만하게 보고 덤벼들었다가는 20년, 30년 동안 다이어트와 요요의 반복에서 벗어나기 어렵습니다. 첫 단계를 잘 밟아야 기나긴 다이어트 수렁에 빠지지 않을 수 있답니다.

아침 식사 현미(잡곡)밥 2/3 공기 + 반찬은 골고루

오전 간식 아몬드 15알

점심 식사 현미(잡곡)밥 2/3 공기 + 반찬은 골고루
  ※ 빵을 좋아한다면 호밀식빵 반 쪽. 나머지 반쪽은 오후 간식 시간에 섭취

오후 간식 간단한 통곡물 과자, 또는 과일과 원두커피(녹차) 한 잔

저녁 식사 현미(잡곡)밥 1/2 공기 + 반찬은 골고루
  ※ 빠른 감량을 원한다면 닭 가슴살 샐러드로 대체

저녁 간식 방울토마토 10알 이내. 또는 아몬드 15알

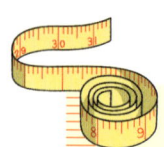

다이어트 식단의 핵심

❶ 현미(잡곡)밥을 주식으로 하되 '현미멥쌀 50 : 찹쌀현미 20 : 잡곡(검은콩 포함) 30'의 비율 유지할 것

❷ 끼니마다 양배추, 상추, 오이 등 생채소를 푸짐하게 먹을 것

❸ 생선을 자주 챙겨 먹을 것

❹ 육류도 일주일에 2~3번 정도 부담 없이 즐길 것

❺ 간식은 견과류(조미하지 않은 아몬드)로 15~20알 섭취할 것

❻ 국수나 라면은 삼가고 메밀 면, 메밀국수로 대체할 것

❼ 빵이나 피자 대신 호밀식빵 샌드위치를 한 끼 식사 대용으로 먹어도 ok!

BMW 다이어트가 인정한 건강한 군것질 음식

호밀식빵 샌드위치

여성들은 다이어트 기간 중 한 끼에 약 500kcal를 섭취하게 됩니다. 한식을 기준으로 하면 '현미밥 2/3 공기(1공기 210g 기준일 때 140g, 약 250kcal)+반찬을 골고루(250kcal)'지요. 배가 부른 상태는 아니지만 지나치게 허기진 상태도 아닐 겁니다. 감량을 목표로 하는 여성이라면 이 정도를 기준으로 먹는 것이 좋습니다.

호밀식빵 샌드위치는 여성 다이어터들의 빵에 대한 식탐을 조절해주는 데 효과가 있는 신통방통한 한 끼 대용식입니다. 호밀식빵 샌드위치의 효능은 직접 먹어보면 압니다. 평소에 빵, 과자, 케이크를 끼고 살았던 수많은 여성 다이어터들이 호밀식빵 샌드위치로 구원을 받았다고 해도 과언이 아니니까요.

호밀식빵에 100% 호밀만 들어간 것은 아닙니다. 그러면 빵이 부풀지 않아서 모양이 안 만들어지기 때문이죠. 하지만 일반 식빵보다는 호밀식빵이 훨씬 낫습니다. 호밀식빵 샌드위치의 핵심은 빵만 먹는 게 아니라 안에 햄, 치즈, 달걀 프라이, 그리고 양상추, 토마토 등 채소도 푸짐하게 먹을 수 있다는 점입니다. 보통 여성들은 배불러서 못 먹을 정도로 많은 양입니다.

호밀식빵 샌드위치는 아침이나 점심에 드세요. 양이 많으면 반만 먹고 나머지 반은 간식 시간에 먹어도 좋습니다. 직장생활을 하시는 분들은 회사에 도시락 대신 가져가도 훌륭한 한 끼가 됩니다.

닭 가슴살

닭 가슴살은 이미 다이어트 식품의 대명사가 되었습니다. 많은 몸짱 연예인들이 닭 가슴살만 먹으며 몸을 만들었다고 인터뷰를 하면서 공인이 되었고 그 파급 효과도 컸죠. 덕분에 닭 가슴살 가격이 천정부지로 치솟아서 현재는 뚱아저씨가 처음 다이어트를 하던 4년 전보다 3배가량이 뛰었습니다. 아마 모든 식품을 통틀어 최단 기간에 물가 인상폭이 오른 식품이 아닐까 생각합니다. 그 인기에 힘입어 닭 가슴살 캔도 나왔고요.

뚱아저씨도 다이어트를 하면서 아침과 점심에는 밥을 먹고 저녁에는 닭 가슴살 샐러드를 만들어 먹었습니다. 3개월이라고 하는 비교적 짧은 기간에 31kg을 감량한 데에는 저녁마다 먹은 닭 가슴살 샐러드의 공이 컸다고 생각합니다.

닭 가슴살이 다이어트에 효과가 뛰어난 이유는 무엇일까요? 100g당 105kcal 밖에 안될 정도로 칼로리가 낮은 데다 지방은 적고 단백질이 풍부하기 때문입니다. 기초 대사 활동을 원활하게 하는 근육을 만들려면 운동만으로는 부족해요. 근육 생성에 필수 영양소인 단백질 공급이 필요합니다. 이러한 단백질을 공급해 주는 최고의 식품이 바로 닭 가슴살이랍니다.

닭 가슴살은 처음부터 한 번에 다량으로 구입하지 말고 대형마트의 닭고기 코너에서 소량으로 구매하세요. 시식을 해본 후 충분히 먹을만하다는 생각이 들면 그때 인터넷 쇼핑몰 등을 통해 다량으로 저렴하게 구입하는 게 좋습니다.

닭 가슴살은 그 특유의 퍽퍽함 때문에 밥처럼 매일 꾸준히 먹기가 쉽지 않습니다. 하지만 체중 감량 기간 만이라도 하루에 한 끼, 저녁 식사 때만큼은 꼬박 챙겨 먹는다면 최고의 다이어트 효자 식품이 될 것입니다.

견과류

칼로리 다이어트의 개념으로만 따지면 높은 칼로리 탓에 도저히 먹을 수 없는 음식이 있습니다. 바로 견과류입니다. 100g을 기준으로 했을 때, 호두 674kcal, 땅콩 562kcal, 아몬드 598kcal, 잣 662kcal, 해바라기씨 608kcal로 채소나 곡물, 육류에 비해 칼로리가 매우 높습니다.

그래도 다이어트를 할 때에는 매일 적당량의 견과류를 섭취하세요. 견과류에는 우리 몸에 이로운 필수 미네랄과 오메가3 지방산이 풍부합니다. 칼로리 다이어트에 따르면 견과류는 살이 찌는 음식에 속하지만, 실제로는 견과류를 먹어도 살이 찌지는 않는답니다.

뚱아저씨는 아몬드를 무척 좋아해서 매일 식사 외에 간식으로 아몬드 50알 정도를 먹습니다. 아몬드를 먹기 위해 다른 음식의 열량을 제한하지도 않죠. 칼로리 다이어트의 상식으로 보면 하루에 정상 식사 외에도 300kcal의 열량을 더 섭취했으므로 살이 더 쪄야 하지만 그렇지 않습니다. 여성들에게는 20~30알 정도면 충분합니다. 아몬드를 챙겨 먹으면 살이 더 찌기는커녕 군것질을 하고 싶은 욕구를 달래주어 오히려 체중 감소에 도움이 됩니다.

하루에 적당량의 견과류를 섭취하면 오히려 살을 빼는 데 도움이 된다는 확신을 갖고 부담 없이 견과류를 즐기세요. 단, 아몬드나 땅콩, 호두를 구입할 때는 소금에 조미한 것보다 소금기 없는 무염 제품을 구입하는 편이 좋습니다.

사과, 키위, 그리고 제철 과일

대다수의 사람들이 과일을 좋아하지만 과일은 당도가 높아 다이어트에 방해가 된다고 생각하고 과일 먹기를 꺼려하는 경우가 많습니다. 하지만 지나치게 많이 먹지만 않는다면 크게 다이어트에 지장을 주진 않습니다.

사람들이 가장 좋아하고 많이 먹는 대표적인 과일이 사과죠. '아침 사과는 금, 저녁 사과는 독'이란 말이 있을 정도로 아침에 일어나서 사과를 먹으면 여러모로 좋습니다. 우선 심신을 상쾌하게 할뿐만 아니라 위가 활발히 활동해 위액 분비를 촉진시킴으로써 소화 흡수를 도와 하루의 에너지원이 됩니다.

하지만 사과는 그 성질이 차고 섬유질 성분이 많기 때문에 장을 자극하여 배변 활동과 위액 분비를 촉진시켜 밤에 먹으면 뱃속이 불편해 잠을 설칠 수 있습니다. 사과를 포함한 과일은 일반적으로 저녁보다는 아침이나 낮에 먹는 게 좋습니다.

키위는 여느 과일보다 비타민 C 함유량이 월등히 높다고 알려져 있습니다. 비타민 E, 엽산, 마그네슘, 칼륨도 풍부하고요. 덕분에 키위가 많이 나는 뉴질랜드에서는 키위 다이어트가 크게 각광을 받고 있다고 합니다.

사과, 키위 외에도 가급적 제철 과일을 많이 드세요. 과식하지만 않는다면 영양소 공급과 다이어트, 식도락 등 모든 면에서 두루 인정받는 훌륭한 간식입니다.

단백질 식품

단백질 식품이 다이어트에 좋다는 건 말 안해도 잘 아실 거예요. 근육 생성을 도와주고 칼로리도 상대적으로 낮아 다이어트 식품으로 안성맞춤이죠. 두부, 저지방 우유, 콩 등의 단백질 식품들은 GI 수치가 낮으면서도 영양의 밸런스를 균형 있게 유지시켜 주는 완전식품입니다.

다이어트에 이로운 단백질 식품이라고 해서 이것만 먹는 것보다는 다양한 음식과 함께 골고루 섭취해 주는 게 좋습니다. 예를 들면, 닭 가슴살만 먹는 것보다는 콩, 두부, 해조류, 우유 등도 함께 먹으면 보다 다양한 단백질을 섭취할 수 있게 됩니다.

해조류

건강에 좋은 음식으로 잘 알려진 해조류는 대부분 GI 수치가 10~20 미만일 정도로 낮습니다. 게다가 비타민과 미네랄이 매우 풍부하고 단백질 함유량도 높습니다.

미역, 다시마, 김, 파래 등의 해조류에는 섬유질의 일종인 알긴산을 포함하여 요오드, 칼슘, 철분, 마그네슘, 셀레늄 등의 성분이 들어 있어 다이어트로 부족해지기 쉬운 영양 성분을 보충할 수 있습니다.

해조류는 변비에도 탁월한 효과가 있답니다. 해조류에 함유된 알긴산과 푸코이단은 섬유질의 일종인데, 변비 예방에 효과가 있는 성분으로 잘 알려져 있습니다. 이 성분은 콜레스테롤을 저하시키고 중금속과 같은 유독 물질을 흡착하여 배출하기 때문에 공해에 찌든 현대인들에게 특히 좋다고 합니다.

뿐만 아니라 ==해조류는 공복감을 없애 주어 과식을 방지합니다. 열량은 높지 않으면서 부피가 크고, 식이 섬유소 함량이 높아서 식사 전에 먹거나 반찬으로 먹으면 금세 포만감을 주어 과잉으로 열량을 섭취하는 것을 방지해 줍니다.==

토마토 & 방울토마토

토마토와 방울토마토는 최고의 다이어트 식품 중 하나입니다. 라이코펜이라고 하는 항산화 물질이 풍부해 노화 방지 채소로도 유명하지요.

저녁 식후에는 음식물을 입에 대지 말라고 하지만 말처럼 하기가 쉽지 않은데요. 그럴 때 방울토마토를 먹으면 공복감이 금세 해소됩니다. 맛도 좋고 열량도 낮아 살찔 염려 없이 즐길 수 있습니다.

방울토마토를 잘 씻어 냉동실에 얼려서 드셔 보세요. 생으로 먹을 때보다 그 맛이 아주 독특합니다. 그 독특한 맛과 씹는 감촉 때문에 방울토마토를 포함한 '과일 얼려 먹기'는 다이어터들이 즐겨 쓰는 방법 중 하나랍니다.

고구마

보통 다이어트 음식 하면 고구마보다 감자를 많이 떠올리는데요. 실제로도 고구마가 감자보다 당이 4~5배 높고, 칼로리도 2배 가까이 된답니다. 하지만 고구마의 당지수가 감자의 1/2밖에 안되기 때문에 오히려 다이어트에는 더 좋아요. 또한 섬유소도 풍부해 쉽게 포만감을 느낄 수 있지요. 단, 칼로리가 높은 편이므로 하루 한두 개만 먹는 것이 적당합니다.

고구마는 고혈압과 변비에도 좋습니다. 고구마에 풍부하게 함유된 칼륨은 고혈압의 주요 원인인 나트륨 배설을 촉진해 혈압을 낮춰 주기 때문에 나트륨 섭취량이 많은 한국인에게 좋습니다.

다이어트를 하다가 가끔 과자나 비스킷이 당길 때가 있는데요. 그럴 때는 고구마 껍질을 벗겨 채칼로 얇게 저민 뒤 전자레인지나 오븐에 구워 드세요. 바삭한 맛이 여느 과자 부럽지 않답니다.

Tip
직장인을 위한 생활 밀착형 다이어트

점심 식사
❶ 되도록 현미밥과 반찬을 싼 도시락으로 끼니를 해결하세요.
❷ 도시락이 부담스러우면 호밀식빵 샌드위치도 좋아요.
❸ 동료들과 식당에서 점심을 먹어야 한다면 현미밥만 싸오세요.
❹ 도시락을 싸오는 것조차 눈치가 보인다면 밥의 양을 조금 덜어 내고 드세요.
❺ 국과 찌개는 가급적 삼가세요. 한국인의 식단 중 살찌는 원인 중 하나가 많은 소금 섭취량인데, 그 중에서도 매일 먹는 국과 찌개가 상당한 영향을 미칩니다.

회식
❶ 삼겹살이나 회와 같은 주 음식은 부담 없이 드세요.
❷ 고기나 회는 상추나 오이, 양배추와 같은 채소와 함께 푸짐하게 드세요.
❸ 밥은 금물! 고기나 회를 밥과 함께 싸서 먹지 마세요. 고기와 회에 밥을 싸먹는 순간 다이어트는 실패라고 봐도 무방합니다.
❹ 밑반찬과 후식은 멀리 하세요. 스끼다시라고 부르는 밑반찬과 후식으로 나오는 냉면은 다이어트에 별 도움이 되지 않습니다.
❺ 술은 평소 주량의 딱 절반만!
❻ 2차를 권한다면 정중히 사양하는 게 최고! 2차의 안주는 대부분 항상 기름지거나, 얼큰하고 자극적이어서 1차보다 더 치명적입니다.

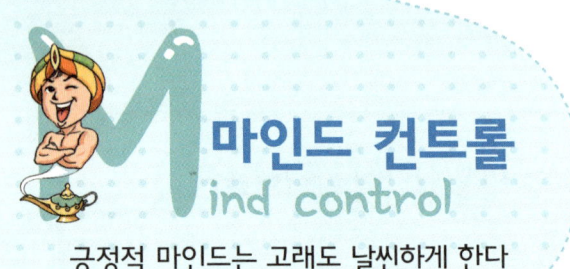

마인드 컨트롤
Mind control
긍정적 마인드는 고래도 날씬하게 한다

　식이와 운동을 꾸준히 한다면 누구나 다이어트에 성공할 수 있습니다. 물론 '꾸준히' 하기가 매우 어려운 일이지만요.

　다이어트를 시작하겠다고 결심한 분들 중 3일 이내에 50%가, 2주 이내에 70%가 다이어트에 실패합니다. 굉장한 탈락률이죠. 하지만 반대로 생각하면 3일을 견디면 50%는 성공하는 것이고, 2주를 잘 견디면 성공률을 70%까지 올릴 수 있다는 의미입니다.

　그렇다면 최종 다이어트 성공을 좌우하는 결정적인 힘은? 바로 '마음'입니다. 그럼 지금부터 성공 다이어트를 위한 마음 다스리기 10계명을 알아볼까요?

'살을 빼면 좋은 점' 리스트를 작성하라

무엇이든 '어떤 동기와 목표로 다이어트를 시작하느냐' 하는 시작 단계가 중요합니다. 그 동기와 목표가 거창하든, 소박하고 단순하든 말이지요.

==마음 깊은 곳에 숨겨두지 말고 '살 빠지면 앞으로 좋아질 일들' 혹은 '내가 살을 빼야 하는 이유' 등 적당한 제목을 붙여 리스트를 작성해 보세요.== 그리고 다이어리나 사무실 책상 앞 등 자주 볼 수 있는 곳에 붙여두세요.

이처럼 글로 정리하거나 이미지화하면 보다 확실한 동기 부여가 되기 때문에 무엇을 하겠다는 에너지가 매우 강해지거든요. 다이어트 기간 중 어떠한 유혹도 웬만큼 이겨낼 수 있는 힘이 됩니다.

똥아저씨가 그동안 상담했던 20대 초반의 여자 대학생들과 20대 후반의 직장 여성들이 말한 '살을 빼면 좋은 점'을 각각 정리해 봤습니다.

20대 초반의 여자 대학생

- 예전보다 더위를 덜 탈거야.
- 날씬한 언니 옷도 같이 입을 수 있어.
- 눈이 좀 커 보이겠지.
- 과에서 살쪘다고 은근히 무시당하진 않겠지.
- 옷 사이즈가 맞지 않아서 사고 싶은 옷을 못사는 일은 없을 거야.
- 엄마가 옷을 사주겠다고 하면 이젠 절대 거절 못하지.
- 사진 찍는 것보다 찍히는 게 더 좋아질걸.
- 남자 친구도 사귈 수 있어.
- 당당하게 길거리에서 아이스크림을 먹을 수 있어.
- 짧은 치마도 입고 다닐 수 있어.
- '듬직하다', '튼튼하다'라는 말은 이제 그만~
- "그만 좀 먹어!"라는 말도 이제 그만~
- 친구들이랑 찜질방이나 목욕탕 가는 일이 즐거울 거야.
- 가족이랑 피서 갈 때는 더 이상 긴 팔 남방이 필요 없어.
- 명절마다 큰 집에 모이면 사촌 동생이랑 비교당하지 않아도 돼.
- 나 자신을 좀 더 사랑할 수 있어.

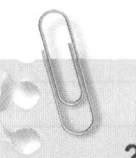

20대 후반의 여성 직장인

- 치마도 길이별로 다 입을 수 있어.
- 사놓고 못 입었던 옷들도 입고 부츠도 신을 수 있어.
- 이제 옷가게 앞에서 아쉽게 옷만 쳐다보지 않아도 되겠지.
- 점원이 더 이상 외면하지 않고 나에게 하나라도 더 팔려고 난리겠지.
- 지금보다 여성스럽게 하고 다닐 수 있어.
- 비키니 수영복도 당당하게 입을 거야.
- 날씬해지고 건강도 좋아져서 누굴 만나도 자신감이 생길 거야.
- 다른 사람과 같이 밥을 먹어도 혼자 민망해 할 일이 없지.
- 동물 별명에서 벗어날 수 있어.
- 여름철에 청바지에 흰 티셔츠만 입어도 옷태가 나.
- 성형수술 비용을 버는 셈이지.
- 돌아다니는 게 싫거나 귀찮지 않겠지.
- '귀엽다'는 말보다 '예쁘다'는 말을 듣게 되겠지.
- 푹신한 베개 취급은 No!
- 푸근하고 넉넉한 이미지도 No!
- 지금 입는 바지를 보고 웃겠지. '어떻게 이걸 입었지?'하고.

소박하지만 다들 공감이 가는 소망이죠. 다이어터들이라면 이런 소망 한두 개쯤은 있을 겁니다.

지금 당장 리스트를 작성해보세요. 다이어트 시작 전이라도 좋고 이미 다이어트를 시작했더라도 괜찮아요. 막연하게 '몇 kg까지 살을 뺄 거야' 하는 생각보다, 단순한 소망이더라도 '살을 빼면 좋은 점'과 같이 구체화시키는 편이 다이어트에 도움이 됩니다.

배고픔보다 '마음 고픔'에 유의하라

다이어트를 하다보면 순간순간 폭식의 유혹이 찾아옵니다. 참다못해 음식을 입에 넣으면, 어느 순간 머리로는 어쩔 수 없을 정도로 폭식을 하고 있는 자신을 발견하게 됩니다. 폭식은 과식과 달라서 적정량보다 '조금 더 많은' 정도가 아니라 '정신 줄 놓고 먹는다'는 표현이 어울릴 지경입니다.

폭식의 원인에는 여러 가지가 있겠지만 저열량 식이, 한 포에 필수 영양분이 다 있어서 다이어트에 좋다는 선식, 생식 등 변칙적인 식이 요법을 대표적으로 꼽을 수 있습니다. 날씬하고 예뻐지고 싶은 마음에 시작했다가 처음부터 길을 잘못 들어서는 바람에 점점 도를 넘어서게 되고 초저열량 식이까지 도전하다가 폭식이 터지게 되는 것입니다.

저열량 식이는 폭식이라는 뇌관을 장착한 상태이며, 여기에 불을 붙이는 것이 '마음 고픔'입니다. 배만 고프다면 약간의 음식만 먹어도 그럭저럭 양이 차지만 마음이 고파서 먹는 경우에는 폭식으로 이어질 가능성이 아주 높습니다.

=='마음 고픔'은 공허함, 울적함, 화남, 스트레스, 슬픔, 기분 나쁨, 억울함 등과 같은 감정일 때 찾아옵니다.==

마음이 고프면 남성은 주로 과음으로 풀지만 여성은 그간 절제했던 빵이나 과자와 같은 밀가루 음식, 정제 탄수화물 등을 폭식합니다. 평소 꾹꾹 눌러 참았다가 어느 순간 스스로 조절하지 못할 정도로 마음이 고픈 나머지 폭식을 하는 거죠. 폭식에 이어 나타나는 폭토, 거식, 씹뱉 등도 같은 범주입니다.

이러한 문제는 하루아침에 고쳐지지 않습니다. 그렇다고 평생 달고 살아야 하는 건 아니에요. 중요한 건 마음의 안정과 평화를 얻도록 노력하는 일입니다. 한 번 폭식과 폭토를 했다고 해서 죄책감을 가지면 증세가 더 나빠질 수 있습니다.

"그래, 기분 좋게 먹었으니까 됐어. 생각보다 체중이 많이 늘지는 않았을 거야. 다음부터 잘하면 돼."

이렇게 자기 자신을 달랠 수 있는 마음가짐이 참으로 중요합니다. 한 번에 낫지는 않겠지만 긍정적으로 마음을 먹으면 폭식의 횟수가 점차 줄어들고 폭토 증세도 없어집니다.

==지금 내가 겪는 '마음 고픔'이 지구상에서 나만 느끼는 아주 외로운 고통은 아니라는 점을 명심하세요.== 많은 다이어터들도 똑같이 경험하고 있고, 최악의 상태까지 갔다가 긍정적인 마인드로 차츰 좋아지고 있는 분들도 많습니다.

현재 폭식 때문에 힘들어하는 분들도 충분히 극복할 수 있어요. 나와 처지가 비슷한 다른 사람들도 해내는데 왜 나라고 못해내겠어요. 그렇죠?

정체기에 휘둘리지 마라

다이어트 기간 중 가장 힘든 고비는 언제일까요? 배고플 때? 운동이 힘들 때? 물론 둘 다 힘들지만 어떻게든 참으려면 참을 순 있습니다. 하지만 뭐니뭐니 해도 가장 힘든 시기는 열심히 식이 조절도 하고 운동도 했는데 체중이 감량되지 않을 때일 것입니다.

다이어트를 하는 분들은 거의 매일같이, 아침에 잠자리에서 일어나자마자 체중계로 향합니다. 심한 날은 하루에도 10번 이상 체중계에 오르곤 합니다. 조금이라도 체중이 빠진 날이면 그날은 하루 종일 기분이 들뜨고 의욕도 넘칩니다. 운동을 해도 힘이 들지 않고 음식의 유혹도 거뜬히 이겨냅니다. 하지만 체중계 눈금이 어제보다 올라가면 기분이 확 상합니다.

"이상하다. 왜 체중이 늘었지? 어제 많이 먹지도 않았고, 운동도 열심히 했는데…"

온갖 의아심이 들고 자신감도 상실해 온종일 기분 나쁜 상태로 지냅니다.

정작 문제는 지금부터 시작입니다. 기분이 좀 언짢긴 하지만 계속 식이 조절을 하고 운동도 하는데, 그 다음날에도 체중이 줄지 않고 오히려 약간 늘어나게 되고 패닉 상태에 도달합니다. 다이어트를 할 의욕도 뚝 떨어지고, 그동안 다이어트 하느라 꾹 참아왔던 불만도 폭발합니다.

"만날 열심히 다이어트 하면 뭐해. 그래봤자 살도 안 빠지는걸."

내재돼 있던 불만들이 슬금슬금 고개를 내밀며 포기할 것을 은근히 유도합니다. 그 유혹에 넘어가는 순간, 과식과 폭식이 이어지고 이러한 과정을 두세 차례 반복하면서 좌절하고 맙니다. 수많은 다이어터들이 지금껏 겪었던 일반적인 사례입니다.

그런데 말이죠. 아무리 식이 조절을 잘하고 열심히 운동을 해도 체중이 매번 줄어드는 건 아니랍니다. 대다수는 몸무게가 오르락내리락, 들쭉날쭉 합니다. 그러다가 꾸준히 지속하면 조금씩 하향 곡선을 그리게 되죠.

==다이어트 정체기는 나만 겪는 문제가 아닙니다. 누구나 겪는 문제입니다.== 다이어트를 시작하자마자 겪는 사람이 있는가 하면 초반에는 살이 쑥쑥 빠지다가 보름이 지나 정체기가 오는 분도 있습니다. 한 달이 지나서 겪는 분도 있고요. 그 사람의 체질과 평소 생활습관, 식습관 등과 밀접하게 관련되어 있어서 저마다 시기가 다릅니다.

감량 목표에 따라 정체기의 양상도 차이가 있습니다. 누군가는 한두 번에 그치기도 하고, 30kg 이상 감량한 고도 비만자의 경우 20대는 보통 3~4번, 30, 40대는 5~6번을 겪습니다. 심한 경우 다이어트 기간 내내 '감량→정체기'를 10번 이상 반복하기도 합니다. 그래프로 그리면 마치 가파른 계단처럼 들쭉날쭉한 모양이 되겠지요.

==한 달을 기준으로 했을 때 체중 감량 15일, 증가 10일, 정체 5일이면 성공적인 다이어트 패턴으로 볼 수 있습니다.== 체중 감량 그래프를 그려보면 남성은 대체로 가파른 하향 곡선 모양이지만 여성은 한 달 감량 폭이 평균 2kg 이내로 작기 때문에 들쭉날쭉하면서도 완만한 하향 곡선 모양으로 나타납니다.

그러니까 다이어트를 하다가 체중이 정체되거나 늘더라도 스트레스에 시달리지 마세요. 지금껏 식이와 운동을 잘해 왔다면 그 살은 반드시 빠집니다.

모두 생각하기 나름이에요. 오로지 나만 겪는 고통이라고 생각하면 죽을 맛이겠지만, 남들도 다 겪는 과정이라고 생각하면 다소 위안이 된답니다.

각자 성격에 맞게 체중을 재라

오늘도 역시 민감한 체중 문제로 하루를 시작합니다. 그런데 한번 체중계에 오르면 그 순간부터 체중계에 빠져 헤어나기가 힘듭니다. 물을 반 잔만 마셔도 100g이 오르락내리락하고, 그 놈의 100g 때문에 그날 하루의 기분이 좌우될 정도니까 말입니다.

일반 다이어터들은 다이어트 전문가들, 퍼스널 트레이너들이 강조하는 체지방률보다 체중을 더 현실적으로 느낍니다. 그렇다면 체중을 효과적으로 재는 방법은 무엇일까요?

체중 측정 방법은 여러 가지입니다만, 가장 좋은 방법은 자기 성격에 맞추는 겁니다. 느긋하고 여유 있는 성격이라면 주간 측정법을, 성격이 급한 편이라면 일일 측정법을 이용하세요.

어느 방법이건 주의할 점은 언제나 똑같은 조건에서 측정해야 한다는 것입니다. 측정 조건이 달라지면 체중의 변화를 정확히 감지하기가 힘드니까요. 뚱아저씨가 추천하는 방법은 아침에 일어나서 공복에 물 한 잔을 마시고 측정하는 겁니다.

하루에 몇 번씩 체중계에 오르는 행동은 스트레스만 더할 뿐 큰 도움이 되지 않습니다. 다음의 몇 가지 방법 중 자신에게 맞는 체중 측정법을 찾아 오늘부터 적용해 보세요.

❶ 매일 1회 측정법

매일 측정법은 그날그날의 체중보다 체중의 변화 추이에 중점을 두는 방법입니다.

가능한 한 자신의 체중 변화 추이를 꺾은선 그래프로 그려보세요. 자신이 다이어트를 잘하고 있는지, 못하고 있는지 한눈에 파악할 수 있습니다. 체중의 변화 추이가 정중동이면서도 전반적으로 하향 곡선이라면 아주 성공적입니다.

단, 주의할 점이 있습니다. 앞서 말했듯이 운동도 열심히 하고, 식단 조절도 잘했는데 전날에 비해서 체중이 줄지 않았다거나 오히려 체중이 늘었더라도 스트레스 받지 마세요. 다이어트를 하다 보면 당연히 겪는 현상이니까요.

❷ 매주 1회 측정법

주간 측정법은 다이어트 전문가들이 많이 추천하는 방법입니다. 다이어트 기간 중 체중계에 자주 오르면 스트레스가 더 쌓여 다이어트를 방해하기 때문이죠. 따라서 일주일에 한 번, 정해진 요일에 정해진 조건에 따라 체중을 측정합니다.

예를 들자면 매주 월요일 아침마다 공복 상태에서 물을 한 잔 마시고 체중을 재는 것입니다. 그렇게 하면 일주일 전과 일주일 후의 체중을 비교할 수 있어서 매일 스트레스를 받지 않아도 됩니다. 만약 일주일 동안 식단을 잘 지키고 꾸준히 운동을 했다면 평균 300~500g이 감량됐을 겁니다.

물론 개인의 체질량 지수인 BMI에 따라 변화폭은 다를 수 있습니다. 예를 들어 BMI가 25인 과체중 여성의 경우 1주일에 500g 감량을 목표로 하면 딱 알맞습니다.

❸ 주간 평균 측정법

이 방법은 뚱아저씨가 적극 권하는 체중 측정 방법이자 가장 정확한 방법입니다. 체중은 하루하루가 유동적입니다. 그러다보니 매일 체중을 재게 되면 가끔씩 내가 잘하고 있는지 오판을 할 수가 있죠.

이러한 매일 측정법의 단점을 보완한 것이 주간 평균 측정법입니다. 매일 매일의 체중은 들쭉날쭉 하지만 주간 평균은 나의 체중을 99% 정확히 반영합니다.

==매일 아침 공복 상태에서 물을 한 잔 마시고 측정한 값을 다이==

==어트 일기장이나 다이어트 데일리 체크 리스트에 적은 다음, 그것의 주간 평균값을 구합니다. 주간 평균값이 바로 내 체중입니다.== 다음 주에도 같은 방법으로 체중을 측정하고, 전 주의 평균값과 비교를 하면 한 주간의 체중의 변화를 파악할 수 있습니다.

밥 한 끼를 배불리 먹거나, 갈증이 심해 물을 많이 마셔서 임시로 체중이 증가한 경우가 발생해도 주간 평균 측정법을 이용하면 이와 같은 데이터 오류도 확실하게 걸러낼 수 있습니다.

주간 평균 측정법 4주치를 합치면 월간 평균 측정값이 나옵니다. 이와 같은 방법으로 3개월만 꾸준히 하면 어떤 다이어트라도 정확하게 성공 여부를 가늠할 수 있습니다.

> **Tip**
>
> ### 매월 1회는 체성분 분석기로 체크하자!
>
> 다이어트의 성공 여부를 가늠하는 정확한 기준이 체성분 분석입니다. 똑같은 체중이라도 체성분 구성 비율에 따라 미적인 아름다움은 물론 건강함까지도 차이가 나기 때문이죠. 각종 저열량 다이어트로 3kg을 감량하면 대개 체지방 2kg, 근육량 1kg이 감량됩니다. 하지만 영양을 골고루 섭취하면서 운동을 병행해 3kg을 감량한 경우에는 좀 다릅니다. 실제로 체지방은 4kg 감량하고, 근육량이 1kg 증가했기 때문이죠. 근육은 지방 부피의 절반이 채 안되기 때문에 같은 3kg 감량이라고 해도 외관부터 크게 차이가 날 수 밖에 없습니다. 따라서 다이어트 기간 중 월 1회는 체성분 분석을 하는 것이 좋습니다.

체중과 체지방이 비례한다고 착각하지 마라

다이어트를 하다가 체중은 그대로인데 살이 빠진 듯한 느낌이 든 적 있나요? 실제로 좋은 식습관과 꾸준한 운동으로 다이어트를 한 많은 분들이 생생하게 겪은 체험담입니다.

체중계상으로는 변함이 없는데 분명히 살이 빠졌습니다. 체지방률이 줄었기 때문인데요. ==체지방이 1kg 감소하는 대신 근육량이 1kg 증가하면, 체중계의 숫자는 그대로이지만 부피가 적은 근육이 늘어나고 부피가 큰 체지방이 줄어들어 전체적으로 사이즈가 작아지게 되죠.== 체중은 단 0.1kg도 줄지 않았지만 허리가 쏙 들어가고, 꽉 끼던 옷도 넉넉하게 입을 수 있습니다.

저열량 다이어트를 포함한 요요 현상이 반복되는 다이어트를 하면 살이 쉽게 찌고 잘 빠지지 않는 체질로 악화됩니다. 반면 좋은 식습관과 꾸준한 운동을 병행한 다이어트를 하면 당장 눈앞의 체중계 숫자는 변하지 않지만 몸에 살이 덜 찌고 점차 정상적으로 빠지는 체질로 개선됩니다. 그러니까 눈앞에 보이는 1kg 감량에 연연하지 마세요.

운동을 하고 난 다음날이나 운동을 하지 않은 날이나 체중이 같을 때도 있습니다. 굳이 운동할 필요가 있을까 싶은 마음이 생길 수도 있어요. 표면적으로는 같아 보여도 운동을 하고 난 다음날과 운동을 하지 않은 다음날은 틀림없이 변화가 생깁니다.

우리 몸의 체지방은 운동할 때에만 연소되는 것이 아니라 운동하고 난 이후에 최장 24시간까지 후연소를 합니다. 다시 말해 ==오늘 밤에 운동을 하면 그 시간뿐 아니라 잠을 자고 일어난 다음날, 일을 하거나 공부를 하는 시간에도 연소가 된다는 뜻이죠.==

운동을 하지 않은 날과 운동을 한 다음날의 배변 성분을 각각 분석해 보면 체지방의 양에서 상당히 많은 차이가 납니다. 전날 운동을 한 경우의 배변량에 체지방이 30g 포함되어 있다면, 운동을 하지 않은 경우에는 그 양이 5g에 불과하다는 연구 결과도 있습니다.

체중 감량 효과가 당장 나타나지 않더라도 '내 몸에서는 날마다 체지방이 100g씩 감량되고 있다'는 확신을 가지세요. 그 말이 정답이니까요.

Tip
다이어트 상식 바로 알기

나이가 들수록 살빼기가 힘들어진다? Yes☑ No☐

다이어트는 20대 초반을 정점으로 해서 한 살 한 살 나이를 더 먹을수록 살빼기도 점점 힘들어집니다. 바꿔 말하면 나이를 거꾸로 먹을 수 없으므로 오늘이 이 순간 이후로 가장 살이 잘 빠지는 시기입니다. '이번에 못하면 다음에 하지'라고 생각하지 말고, 결심했을 때 바로 실행에 옮기세요.

다이어트를 반복하면 살빼기가 쉽다? Yes☐ No☑

다이어트를 했는데 그 사이에 요요 현상이 오고, 다시 같은 방법으로 다이어트를 하게 되면 처음의 감량 속도를 못 따라갑니다.
똑같은 방법으로 다이어트를 하면 이미 면역이 된 몸이 체지방을 배출시키지 않으려고 단단히 준비하기 때문입니다. 그래서 감량 속도가 더뎌지고, 요요 현상으로 살이 더 안 빠지는 체질로 변합니다.

나쁜 다이어트를 반복하면 살빼기가 어렵다? Yes☑ No☐

돈이 드는 다이어트는 일시적으로 효과를 볼 순 있지만 다음에 다시 시도할 때는 무척 애를 먹습니다. 그나마 저열량 다이어트만 정석대로 하면 살이 빠집니다. 비싼 돈 들여서 하는 다이어트, 절대 하지 마세요.

저열량 다이어트, 정체기가 오면 실패한다? Yes☑ No☐

저열량 다이어트를 하면 비교적 빠른 시간 내에 체중 감량을 할 순 있지만 정체기가 오면 헤어 나오지를 못합니다. 아니, 헤어 나올 방법조차 없습니다. 오직 끈기 있게 하는 수밖에 없습니다. 다이어트 초기부터 저열량 다이어트를 시도하지 마세요. 특히 20대 중반 이후의 여성에겐 최악입니다. 이미 다이어트와 요요를 반복했을 테고, 돈이 드는 다이어트를 한 경험도 있기 때문에 열이면 열, 정체기의 수렁에 빠집니다. 꼭 하루 기본 열량인 1,500kcal 식사를 유지하세요.

세트 포인트를 하향 조정하라

정체기는 도대체 왜 찾아올까요? 그냥 쓰윽 지나치면 좋겠는데 말이죠. 하지만 정체기가 없으면 내 몸이 새로이 업그레이드 될 시간이 없기 때문에 오히려 다이어트에 좋지 않을 수 있습니다.

정체기 이후의 나는 정체기 이전과 같은 사람이지만 몸은 전혀 다릅니다. 정체기를 겪으면서 몸이 업그레이드를 했기 때문이죠. 낡은 버전이 새 버전으로 업데이트된 겁니다. 예전의 체질이 살이 잘 찌고 안 빠지던 체질이었다면 이제 살이 잘 찌지 않는 체질로 변했다는 말이에요.

정체기 이전에는 비록 체중은 감량되었더라도 매우 불안한 상태예요. 한 끼만 과식하면 바로 1~2kg이 훌쩍 늘어납니다. 하지만 정체기를 겪고 나면 한 끼 과식해도 예전처럼 금세 늘어나지 않아요. 과식할 당시에만 체중이 불어나는 듯하다가 곧 빠집니다. 어때요? 정체기, 참으로 신통방통한 녀석이죠?

그 이유를 구체적으로 설명해 볼게요. 체중을 아무리 많이 감량한다 해도 내 몸의 세트 포인트를 하향 조정하지 못하면 불안한 상태가 됩니다. 예전 체중으로 돌아갈 준비를 하고 있다가 과식이나 폭식을 하면 재빨리 원상태로 돌려놓으니까요.

　그렇지만 정체기 등의 난관을 거치며 꾸준하게 다이어트를 하면 과식, 폭식에 쉽게 무너지지 않습니다. 설령 체중이 일시적으로 불어난다고 해도 세트 포인트가 하향 조정되어 있기 때문에 곧 살이 빠집니다. 똥아저씨가 늘 체중을 안정적으로 빼는 게 중요하다고 하는 이유가 바로 여기에 있습니다.

　==진정한 다이어트의 성공은 세트 포인트의 하향 조정이에요. 체지방을 줄이거나 근육량을 높이고, 기초 대사량을 높이는 것 모두 세트 포인트 하향에 기여하지만, 뭐니뭐니해도 그 일등 공신은 모든 다이어터들이 가장 힘들어하는 정체기에 있습니다.==

　두 여성 다이어터들의 체험을 비교해 볼까요?

구분	A	B
1차 몸무게	어렵지 않게 60kg→55kg 감량	A보다 2주 앞서 다이어트 시작 60kg→55kg 감량
정체기	×	○
2차 몸무게	54kg(1kg 감량)	54kg(1kg 감량)
씨푸드 뷔페 식사 후	56kg(2kg 증가)	54.5kg(0.5kg 증가)
최종 몸무게	55kg	53.8kg

정체기의 신비한 매력이자 장점이지요. 두 사람 모두 똑같이 몸무게를 54kg로 줄이고 같은 양의 음식을 먹었는데 다음날부터 체중 변화 추이가 달라졌습니다. 왜 이와 같은 현상이 나타났을까요?

B는 다이어트 정체기를 통해 몸의 세트 포인트가 54kg으로 하향 조정되었고, A는 체중은 줄었지만 세트 포인트는 여전히 60kg이기 때문입니다. A는 일주일만 과식하면 도로 60kg으로 찝니다.

B는 올바른 방법으로 체지방을 빼면서 체중의 세트 포인트를 내렸지만, A는 체중만 감소됐지 아직은 제대로 살을 빼진 못한 거예요. 정체기를 거치느냐 안 거치느냐에 따라 이와 같이 큰 차이가 납니다.

> **Tip**
>
> ### 퍼스널 트레이닝에도 요요 현상은 있다
>
> 다이어터들 중에는 조금 더 효과를 바라고 원하는 몸매를 만들기 위해 시간당 5~10만 원의 비용을 지불하고 퍼스널 트레이닝을 받는 분들이 많습니다. 시간과 돈을 투자하는데도 대다수가 다이어트를 오래 유지하지 못하고 요요 현상을 겪습니다. 다이어트의 정석이랄 수 있는 '운동을 해서 살을 빼면 요요 현상이 없다'는 이론과는 이율배반적이지만 운동으로 살을 빼도 요요 현상은 찾아옵니다. 감량한 체중을 스트레스 받지 않고 오랜 기간 잘 유지해야 성공적인 세트 포인트(현재의 체중과 체지방량)의 하향 조정이라고 할 수 있으며, 이 상태가 다이어트 성공의 개념과 가장 유사합니다. 따라서 적게는 1~2번, 많게는 10여 차례 이상 요요 현상을 반복했다면 다이어트에 성공했다고 보기가 어렵습니다.

주변의 도움을 구하라

당연하게 들리겠지만 무엇보다 중요한 건 다이어트를 성공하겠다는 본인의 의지와 노력입니다. 그리고 본인의 의지와 노력 못지않게 가족과 직장 동료, 친구, 애인 등 가까이 지내는 분들의 역할 또한 중요합니다.

내 다이어트 생활에 많은 영향을 끼치는 사람들이 다이어트를 도와주지 못할망정 본의 아니게 다이어트를 방해할 때가 참 많습니다. 다이어트를 하는 나는 생각지도 않고 가족들이 저녁마다 야식을 시켜먹는다면 식욕을 참기가 보통 힘든 일이 아니죠. 음식이 눈에 들어오게 되면, 굉장한 의지를 발휘해 유혹을 뿌리치더라도 그 뒤에 쌓이는 스트레스는 어쩔 수 없습니다.

아무리 피를 나눈 가족이라고 해도 다이어트에 대해 잘 모르는 경우가 참 많습니다. 다음과 같은 말로 다이어트 의지를 번번이 꺾어놓기도 합니다.

"이것 하나만 먹고 해. 굶으면 힘 못써. 다이어트도 먹으면서 하는 거야."

하루의 많은 부분을 함께하는 직장 동료나 친구들도 마찬가지입니다. 남성은 특히 심합니다. 다이어트를 한다고 하면 무슨 다이어트냐며 그 자체를 무시하는 경우가 다반사입니다. 잘 이해가 안가지만 여성의 경우 은근히 다이어트를 시샘하는 경우도 많이 있습니다.

뚱아저씨가 다이어트 상담을 하면서도 비슷한 케이스를 가끔씩 봅니다. 일부러 다이어트를 방해하기 위해서, 또는 자신도 다이어트를 하느라 먹지 못하는 음식을 상대에게 먹임으로써 대리 만족을 느끼려고 하는 경우도 있습니다. 아니면 내가 다이어트 한다는 자체를 무시하거나, 원체 무신경한 성격이거나, 배려심이 적어서일 수도 있지요.

가족이나 친구, 동료가 위와 같은 행동을 한다면 효과가 있건 없건 내가 최선을 다해 다이어트를 한다는 사실을 알리고 협조를 요청하세요. 직장을 그만두거나 절교하지 않는 한 앞으로도 지속적으로 만날 사이라면 내 진심을 알리고, 만약 그 이후에도 같은 행동을 반복한다면 따끔하게 일침을 놓으세요. 장난으로, 혹은 별 생각 없이 한 일이라도 상대방인 내 입장에서는 매우 곤혹스럽고 차질을 빚는 일이라는 점을 똑똑히 알려줘야 합니다.

애인이나 신혼부부는 더합니다. 같이 있고 싶고, 좋은 것을 나누고 싶은 마음에 남녀가 퇴근 이후 만나 야식과 더불어 즐거운 시간을 보냅니다. 남성은 민감하게 영향을 받지 않지만 여성은 1년에 5~10kg의 군살이 붙는 경우도 드물지 않게 있습니다.

어쨌든 가족, 동료, 친구, 애인 등 모든 이들에게 나의 다이어트 소식을 적극적으로, 진지하게 알리면 모르게 할 때보다 실패율을 줄일 수 있습니다.

번번이 다이어트에 실패하는 탓에 '이번에는 어느 누구에게도 알리지 말고 성공해서 사람들을 깜짝 놀라게 해줘야지' 하고 결심했다면, 다이어트에 실패할 확률이 높습니다. 기존에 반복해서 실패했고, 이번에도 실패할 가능성이 있더라도 주변에 알리고 도움을 받으세요.

중요한 점 하나 더! ==다이어트는 누구를 대신해서 하는 게 아니라, 나 자신을 위한 겁니다.== 주변 사람들이 도움이 안 되고, 심지어 방해가 될지라도 그 결과는 온전히 내 몫입니다. 내 자신을 이기는 것이야말로 최선의 다이어트입니다.

3분간 미친 듯이 웃으며 하루를 시작하라

앞서 이야기한 것처럼, 뚱아저씨는 다이어트를 막 시작했을 때 스피치 학원에 다녔습니다. 그곳에서 가장 인상적이었던 시간은 프로그램 시작 전에 가지는 웃음 시간이었는데요. 참석자들이 차례로 나와서 그냥 막 웃는 겁니다. 아주 티끌만한 웃음의 소재를 찾아서 박장대소하는데 그게 처음에는 아주 어색합니다. 그 자리에 있다는 사실이 쑥스럽게 느껴질 정도니까요.

그런데 이 웃음이라는 녀석은 중독성이 강해서 옆에서 웃으면 어느 순간 자신도 모르게 피식하며 따라 웃다가 나중에는 함께 박장대소를 하게 됩니다. 한참을 웃다보면 배가 아플 지경이에요. 웃음과 함께 그동안 쌓였던 스트레스와 짜증도 싹 날아갑니다. 그러면 일상이 즐거워지고 힘도 나게 되더라고요.

하루 이틀도 아니고 최소 몇 개월 동안을 다이어트에만 신경을 쓰다 보니 힘이 들고 스트레스도 생기고 짜증날 때가 종종 있지요. 누구나 다 마찬가지일 거예요. 그런 순간에 가짜로라도 웃기 시작하면 감쪽같이 스트레스가 사라진답니다. 정말 신기하죠? 처음에는 거울을 보고 미친 사람처럼 가짜로 웃었는데 그렇게 하다 보면 진짜 웃음이 되면서 어느새 나도 모르게 몹시 즐거워집니다. 할 수 있다는 자신감과 의욕도 다시 되살아나고요.

==하루를 시작하는 아침엔 주먹을 쥐고 '나는 할 수 있어'를 가볍게 세 번 외치며 다짐하세요. 그러고는 거울을 보고 3분간 웃어 보세요. 사소한 것 같지만, 이 '3분 웃음'이 그날 하루의 다이어트를 하는 힘이 됩니다.==

하루의 모든 일정을 다 마감하고 자기 전에는 '나는 날마다 좋아지고 있어'를 가볍게 세 번 외치세요. 간단한 방법이지만 다이어트 기간에 찾아오는 스트레스와 짜증 해소에 그만이랍니다. 밑져야 본전이니까 오늘부터 바로 시작해 보세요. 기대 이상의 좋은 결과가 기다리고 있을 겁니다.

나만의 격언을 만들어라

걷기 운동은 평소 운동 부족이던 제가 그나마 수월하게 할 수 있었던 운동이었지만 이것도 꾸준히 해나가기가 쉽지 않았습니다.

걷기 다이어트를 하던 초기에는 발을 딛지 못할 정도로 물집이 잡혀 쓰라렸고, 종아리와 무릎, 고관절은 늘 뻐근하고 쑤셔댔습니다. 그 고통을 꾹 참고 운동을 계속할 수 있었던 원동력이 된 것은 열심히 하면 반드시 좋은 결과가 올 거라는 희망이었습니다.

일본 프로 야구에서 활약하고 있는 이승엽 선수는 심각한 슬럼프에 빠졌을 때 '진정한 노력은 결코 배신하지 않는다'는 말로 위안을 얻었다고 합니다. 이 말은 뚱아저씨에게도 소중한 격언이 되었지요.

꾀가 날 때마다 이승엽 선수의 격언을 열 번이고 스무 번이고 계속 되뇌었습니다. 특히 러닝머신은 지겹고 하기가 싫었는데 그때마다 격언을 작게 외치면 느슨했던 마음이 다시 긴장되면서 더 열심히 해야겠다는 생각이 들곤 했습니다. 뚱아저씨와 함께 인터넷으로 커뮤니케이션하는 많은 분들에게도 늘 이 말을 전해줍니다.

결심이 흔들릴 때마다 그 마음을 잡아줄 수 있는 격언을 꼭 만드세요. 다음과 같은 격언을 적은 여성도 있습니다.

'살 빼면 모든 것이 다 용서돼!'

'살을 빼면 성형수술비 5,000만 원을 버는 거야.'

단순해 보이지만 마음을 다잡기에 좋은 격언입니다. 격언은 복잡할 필요가 없습니다. 흔들리는 마음을 잡아줄 수 있는 것이면 그 어떤 것이라도 좋습니다.

다이어트를 하겠다고 마음을 먹었다면 확실한 목표를 세우고 난 다음에 그 목표를 달성할 때까지 흔들림 없이 매진할 수 있는 자신만의 격언을 꼭 하나 만들고 시작하세요. 아마 다이어트 성공률이 두 배로 높아질 것입니다.

다이어트 멘토를 만들어라

다이어트라는 먼 여정에는 탄탄대로와 아름다운 꽃길만 있는 것은 아닙니다. 자갈밭길, 가시밭길도 나오고 때로는 험한 산을 넘고 너른 물길을 건너야 할 때도 있습니다. 혼자서는 헤어 나오기 힘든 깊은 늪과 수렁에 빠지기도 합니다.

다이어트를 하다 길을 잃고 헤맬 때, 지치고 힘들어서 주저앉고 싶을 때 가장 필요한 존재가 다이어트 친구와 멘토입니다. 내 이야기에 귀 기울여 주고 조언을 해줄 수 있는 존재! 다이어트 하는 내

내 큰 힘이자 성공의 중요한 동력이 되기도 합니다.

사람 자체가 완벽한 존재는 아닌지라 아무리 내가 믿고 의지하는 사람이라도 나의 모든 것을 해결해줄 수는 없습니다. 하지만 내 마음을 헤아리고 배려해 주며 내 이야기에 귀 기울여주는 누군가가 있다는 사실만으로도 큰 힘이 됩니다. 늘 가까이 있어서 언제든지 나와 대화할 수 있는 사람이라면 가장 좋고, 가까이에 없어도 인터넷 온라인 공간에서 도움을 청하면 기꺼이 도와줄 수 있는 사람도 괜찮습니다.

가능하면 다이어트 카페나 블로그에 가입해 현재 다이어트를 하고 있는 친구나 다이어트에 성공한 사람들의 이야기를 들어보고, 힘들 때는 그들에게 도움을 청해 보세요. 뚱아저씨가 운영하는 인터넷 블로그에는 매일 몇 천 명 이상이 방문하고, 그 중에서 몇 십 명은 자신이 현재 처한 상황을 이야기하고 도움을 청합니다.

온라인에서 알게 된 생면부지의 다이어트 친구나 멘토에게 도움을 청할 때는 가능하면 자신이 처한 상황을 구체적으로 알리고 도움을 청하세요.

"살을 빼고 싶은데 어떻게 해야 돼요? 운동과 식단 프로그램을 짜주세요."

이렇듯 막연하게 질문하면 실질적인 조언을 받기가 어렵습니다. 구체적으로 자신의 상황을 알려야 해요. 뚱아저씨는 아래와 같은 양식으로 상담 신청을 받는답니다.

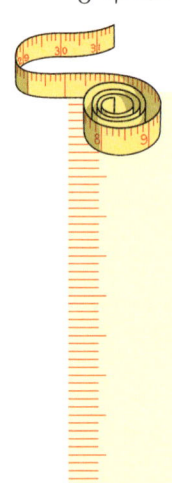

1. 성별 :

2. 나이 :   만   세

3. 직업 :

4. 키 :   cm

5. 현재 체중 :   kg

6. 목표 체중 :   kg

또한 체성분을 측정한 후 체지방률, 근육량, 기초 대사량 등의 정보까지 알려주면 더욱 구체적으로 도움을 받을 수 있습니다.

하지만 뚱아저씨는 상대의 요구와 반대로 체중을 늘리라고 말할 때도 있습니다. 특히 저체중과 생리 불순 등을 겪으면서도 무리하게 다이어트를 하고 있는 분에게는 단호하게 체중을 늘리라고 조언합니다. 필요하면 체지방도 늘리라고 얘기하고요.

체중 감량을 목적으로 다이어트를 하는 분이 대다수지만 거식증, 폭식증, 폭토, 식이 스트레스, 다이어트 우울증 등으로 고민 상담을 하거나 절제가 안 되는 식탐과 빵 중독 때문에 도움을 청하는 경우도 많습니다.

옆에 누군가가 있다는 사실만으로도 위안을 얻을 수 있습니다. 물론 해결 주체는 본인이지만 내 얘기에 귀 기울이고 다이어트에 도움을 줄 수 있는 누군가가 이 세상에 분명히 존재한다는 건 분명히 든든한 일이거든요. 외롭게 고군분투하며 다이어트 할 필요가 전혀 없다는 사실을 늘 기억하세요.

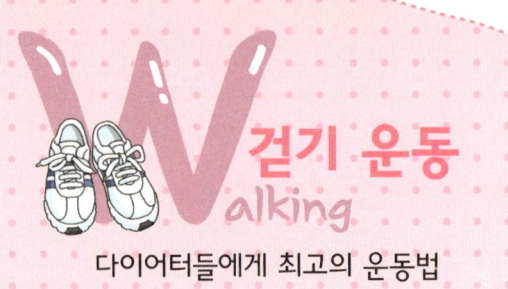

걷기 운동
Walking
다이어터들에게 최고의 운동법

등산을 할 때 산의 정상에 오르는 길이 여러 갈래이듯 다이어트에 성공하는 방법도 여러 종류입니다. <mark>어떤 운동이든 열심히 움직이면 그만큼 몸에 불필요한 체지방이 빠져나가고 필요한 근육이 적당히 늘어나서 좋은 몸을 만들어줍니다.</mark>

뚱아저씨는 걷기 운동과 현미(잡곡)밥 식단으로 3개월에 **31kg** 감량이라는 놀랄만한 성과를 낸 바 있지요. 물론 어느 정도 고생이 따랐지만 남들에 비해 비교적 쉬운 과정이었기에 다른 분들에게도 이 다이어트 방법을 적극 추천하고 있답니다.

식욕을 잡아주는 걷기 운동

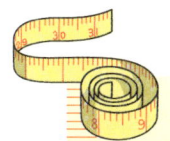

- 다이어트 초보자도 쉽게 시도할 수 있다.
- 무리하지 않고 장기간에 걸쳐 꾸준히 할 수 있다.
- 특별한 도구와 시설, 장비가 없어도 운동화 한 켤레와 의지만 있으면 어느 곳에서든 할 수 있다.
- 부상의 위험이 가장 적은 다이어트 운동이다.
- 단시간의 열량 소모 효과는 낮지만, 장기간에 걸친 꾸준한 열량 소모로 체지방 감량에 탁월하다.
- 고혈압, 고지혈증, 동맥경화, 당뇨병, 심장질환 등의 증세에도 예방 및 치료 효과가 탁월하다.
- 배고픔을 억제해주는 호르몬이 분비된다.
- 기분이 좋아지는 도파민이 분비되면서 신체 밸런스를 유지하는 데 도움을 준다.
- 혼자 걸어도 좋고, 파트너가 있으면 가볍게 대화를 나눌 수 있어 더욱 좋다.
- 몸이 약한 사람부터 건강한 사람까지, 남녀노소 모두 함께 즐길 수 있다.

걷기에도 노하우가 있다

❶ 처음 운동을 할 때는 시작에 의미를 두고 천천히!

다른 사람의 빠른 속도에 보조를 맞추려고 하지 마세요. 자기 체력에 맞게 하면 됩니다. 평소 인도를 걷는 속도보다 조금 빠르게, 즉 100미터에 80초(시속 4.5km)의 속도면 적당합니다. 계속 운동을 하면 나중에는 100미터에 60(시속 6km)~50초(시속 7.2km)까지 속도가 빨라집니다. 이 속도를 유지하면서 40분간 운동하세요.

운동을 할 때는 표준 체중의 경우 질이 좋은 일반 운동화만 신어도 충분합니다. 과체중이나 비만이라면 걷기 전용 워킹화를 신는 편이 발목이나 무릎, 고관절 등의 소소한 부상 방지나 운동 효율 면에서 좋습니다.

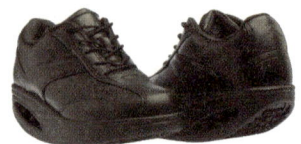

❷ 가급적이면 헬스클럽에 등록하세요

사람 마음이 참 간사해서 날씨가 궂으면 그걸 핑계 삼아 안하려는 생각이 꾸물꾸물 생겨납니다. 사전 방지 차원에서 날씨에 영향을 받지 않는 헬스클럽에 등록해서 꾸준하게 러닝머신을 하세요.

"아기가 있어서 헬스장에 갈 여건이 못돼요. 그래서 러닝머신을 구입하려고 하는데 어떻게 해야 할까요?"

이러한 질문을 자주 하는데, 대다수가 러닝머신을 구입한 초기에만 의욕적으로 탈 뿐 얼마 못가서 싫증을 느끼고 빨래 건조대로 용도를 바꿔 쓰는 경우가 참 많습니다.

==러닝머신은 구입하지 말고 임대하는 편이 낫습니다. 훨씬 효율적이고 경제적이거든요.== 처음에는 3개월 정도 임대해서 사용해 보고 자신에게 잘 맞으면 임대 기간을 연장하세요. 성능이 괜찮은 러닝머신은 적어도 한 대에 100만 원 이상 합니다. 임대비가 1개월에 7만 원 이하라는 점을 감안하면, 1년 동안 웬만한 고도 비만자가 살을 다 빼고도 남는 금액입니다.

❸ 주말이나 휴일에는 야외 걷기 운동을 하세요

헬스장의 러닝머신을 주로 이용하되 주말이나 휴일에는 기분 전환도 할 겸 야외 걷기 운동을 하세요. 등산도 좋습니다. 단, 등산할 때는 집에서 싼 도시락으로 간단히 해결하고, 하산할 때 군것질을 하지 않도록 주의하세요.

❹ 아령보다는 맨손을 살짝 말아 쥐는 게 좋아요

부담스럽게 모래주머니를 차거나 아령을 들지 마세요. <mark>가볍게 맨손을 살짝 말아 쥐고 걸으세요. 익숙지 않아서 손이 자꾸 풀린다면 무게가 있는 아령은 피하고 가벼운 탁구공을 손에 살짝 쥐세요.</mark> 아령을 드는 것보다 효과적일 뿐아니라 팔뚝 살을 빼는 데도 그만이랍니다.

❺ 파워 워킹법으로 힘차게 걸으세요

<mark>주먹을 가볍게 말아 쥔 상태에서 허리와 가슴을 곧게 펴고, 양팔은 L자 모양으로 앞뒤로 경쾌하게 젓습니다.</mark> 팔을 늘어뜨리고 걷는 것보다 운동 효과가 뛰어납니다.

그리고 마사이 워킹식으로 뒤꿈치 – 발바닥 – 앞꿈치 순으로 내딛습니다. 가능하면 보폭을 크고 힘차게 벌리세요. 자기 키의 2분의 1 이상으로 벌리는 게 좋습니다. 160cm인 여성의 경우 100m에 130~135보, 170cm인 남성의 경우 약 120보가 나옵니다. 이때 시선은 바닥을 보지 말고 전방 30m 앞을 보세요.

파워 워킹을 하면 가벼운 걷기 운동보다 체지방 연소 효율이 20% 이상 좋아집니다.

걷기 운동에도 단계가 있다

걷기 운동은 체력이 약한 사람도 가능한 유산소 운동입니다. 다이어터들의 체지방 감량에도 효과적이지만 부상에서 회복 단계에 있는 사람들의 재활 치료에 이용될 정도로 뛰어난 운동입니다.

처음부터 체중 감량 욕심에 무리하게 운동하지 말고 자신의 몸 상태에 맞게 시작하세요. 꼭 운동을 많이 한다고 그만큼 감량되는 건 아니니까요.

똥아저씨도 첫 1개월은 아침 40분, 저녁 40분 총 두 차례에 걸쳐 시속 5km 안팎의 빠르지 않은 속도로 걷기 운동을 했습니다. 감량 효과만 따지면 그 후 익숙해진 상태에서 빠르게 걸을 때보다 효과가 높았습니다. 체지방은 어떤 절대적인 수치에 도달해야지만 감소되는 것이 아니기 때문입니다.

자신의 비만 정도나 체력 상태 등에 따라서 상대적으로 수월해 보이는 속도나 운동 시간만으로도 충분히 감량할 수 있답니다.

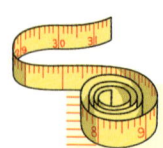

❶ 걷기 운동 1단계 (첫 2주간)

- 걷기 운동 시작 단계 (일반 보행보다 약간 빠르게, 자연스럽게 걷기)
- 속도 : 시속 4~5km / 1분에 70~80m
- 시간 : 40분

❷ 걷기 운동 2단계 (3~6주)

- 걷기 운동 적응 단계 (파워 워킹 초보 단계)
- 속도 : 시속 5.1~6km / 1분에 90~100m
- 시간 : 60분

❸ 걷기 운동 3단계 (7~12주)

- 걷기 운동 숙련 단계 (파워 워킹 숙련 단계)
- 속도 : 시속 6.1~8km / 1분에 100~130m
- 시간 : 60~90분

❹ 4단계 인터벌 트레이닝 (13주차~)

- 파워 워킹에 단련된 경우, 다이어트 정체기에도 적용
- 효과 : 심폐기능 강화, 체지방 연소 탁월
- 방법 : 걷기와 가볍게 달리기 반복
- 속도 : 걷기 시속 6~6.5km / 달리기 8~12km
- 시간 : 최소 20~최대 60분 (인터벌 트레이닝 프로그램 적용)
  예) 40분짜리 인터벌 트레이닝 프로그램 : 웜업 5분 걷기(5~5.5km)→반복 구간 (2분 러닝 8~12km→3분 걷기 6~6.5km)x7회 반복 – 단, 마지막 3분은 쿨다운 5km 이내

다치지 않고 건강하게 걷는 법

아무리 가볍고 쉬운 걷기 운동이라도 초보자들에게는 경미한 부상이 생길 수 있습니다. 물집과 부위별 통증이 바로 그 대표적인 증상입니다.

뚱아저씨도 걷기 운동 초기에 물집과 경미한 통증들 때문에 고생을 좀 했습니다. 사실 당시에는 좀 아프기도 했고 걱정도 됐지만 지나고 나니 아무것도 아니더군요.

❶ 물집

걷기 운동을 하는 누구나 다 물집이 잡히는 건 아닙니다. 뚱아저씨를 포함해 유독 물집이 잘 잡히는 사람이 있답니다. 다이어트에 성공하기 위한 하나의 통과의례라고 긍정적으로 생각하세요.

물집이 생기면 그냥 방치하지 말고 그 부위를 실로 묶어 깨끗하게 소독한 바늘로 터뜨립니다. 그 상태에서 실은 그대로 두고 바늘만 빼세요. 그리고 물집 부위를 소독하고 통풍이 잘되는 밴드를 붙이면 금세 괜찮아집니다. 저는 열 발가락 모두 물집이 잡혔는데 위의 방법대로 처방하니까 그 뒤로는 웬만큼 많이 걸어서는 물집이 잡히지 않더군요.

❷ 그 밖에 사소한 통증들

열심히 걷기 운동을 하는 분들은 공통적으로 초기에 경미한 통증을 느낍니다. 가끔씩 어디 잘못된 건 아닌가 걱정되는 마음에 상담하는 분이 있는데 과거에 부상을 당했던 부위가 아니면 운동 부족과 평소 안 쓰던 관절 및 근육을 사용해 생기는 자연스런 통증이라고 생각하시면 됩니다.

걷기 운동 초보자들에게는 발바닥, 발가락, 발뒤꿈치, 발등, 종아리, 무릎, 허벅지, 고관절, 엉덩이, 허리, 어깨 등 다양한 곳에서 통증이 나타납니다. 걷기 운동의 자세 때문이기도 하지만 걷기 동작을 하면서 쓰는 근육과 맞물려 평소 약했던 부위가 드러나기 때문이지요. 운동 전에 꼭 스트레칭을 충분히 해주고, 운동 후에도 가볍게 마무리 스트레칭을 하면 어느 정도 통증을 예방할 수 있습니다. ==취침 전에는 족욕이나 가벼운 마사지를 해 주세요. 하체 비만 해소 효과는 물론, 혈액 순환을 돕고 하체의 피로도 풀립니다.== 약간의 통증이 있더라도 걱정하지 말고 무리하지 않는 범위에서 계속 걷기 운동을 하세요. 부상이 아니라면 2주 내에 다 낫습니다.

Tip
각종 걷기의 장단점

런닝 머신 걷기 운동

장점 날씨에 영향을 받지 않고 꾸준히 할 수 있다.
　　　운동 후에는 샤워 시설을 이용해 씻을 수 있다.
　　　운동 시간, 운동 거리, 운동 속도 등을 계측기로 바로 확인할 수 있다.
　　　특히 인터벌 트레이닝을 매우 유용하게 활용할 수 있다.
단점 실내 운동이므로 장시간 운동하면 갑갑함을 느낄 수 있다.

야외 트랙 걷기 운동

장점 여러 사람들과 경쟁하기 때문에 운동 의욕을 북돋아 준다.
　　　탄성 복합 소재가 깔려 있어서 장시간 걷는 데도 유용하다.
　　　구간마다 미터 표시가 있어서 걷는 속도를 측정하기가 용이하다.
　　　맑은 공기를 마시면서 운동을 할 수 있어서 덜 지친다.
단점 운동장은 많이 돌면 어지러움증과 현기증이 날 수 있다.

로드 걷기 운동

장점 탁 트인 야외에서 맑은 공기를 마시며 즐길 수 있어 지루할 틈이 없다.
　　　수십, 수백 곳의 다양한 코스를 즐길 수 있다.
　　　걸으며 좋은 풍경을 구경할 수 있다.
단점 야외에서 걸으므로 날씨의 영향을 받는다.

멋진 몸매로 다듬어 주는 웨이트 트레이닝

체지방 감량이 목적이라면 걷기 운동만으로도 충분합니다. 뚱아저씨도 이 방법으로 성공했고, 다른 분들에게도 적극 권유해 성공한 사례들이 수없이 많습니다.

여기에 만족하지 않고 몸매를 더욱 멋지게 만들고 싶다면 근육 운동인 웨이트 트레이닝이 필요합니다.

유산소 운동인 걷기 운동은 하체 근육의 일부를 키워주지만 상체를 멋지게 다듬어 주는 데에는 한계가 있습니다. 특히 몸짱이 목표라면 걷기 운동과 웨이트 트레이닝을 병행해야 합니다.

==유산소 운동이 온 몸에 고루 퍼진 체지방을 연소시켜 주는 운동이라면, 웨이트 트레이닝은 내가 원하는 특정 부위의 근육을 키워주는 운동입니다.== 비만자나 고도 비만자가 걷기 운동과 같은 유산소 운동만으로 살을 빼면 살의 탄력이 떨어지고 처짐 현상이 흔히 일어납니다. 특히 가슴과 복부, 팔뚝 부위가 유독 처지는데 이때 근육 운동을 하면 근육이 잡히면서 보기 좋은 몸매가 됩니다.

웨이트 트레이닝의 기본기인 운동의 목적과 목적 부위인 근육의 특징을 이해하세요. 자신에게 적당한 무게와 자세, 동작, 호흡

등 4박자가 잘 맞아야 제대로 효과를 낼 수 있습니다.

근육 운동을 시작할 때는 혼자서 대충 눈짐작으로 따라하지 말고 가능한 전문 트레이너의 도움을 받도록 하세요.

멋진 몸을 원하면 그만큼의 노력과 대가가 따릅니다. 누가 보더라도 정말 감탄이 나올 정도로 멋진 연예인 몸짱들의 밑바탕에는 그만큼의 혹독한 운동과 식이가 따라줬기 때문입니다.

웨이트 트레이닝 시작에 앞서 어느 정도까지 내 몸을 만들 것인지 목표를 세우세요. 체지방 및 군살을 제거하고 적당히 보기 좋은 몸을 완성도 80%라고 치면 누가 보기에도 눈에 띄는 몸짱 수준은 완성도 90%, '川'자 복근에 군살 하나 없는 날씬한 여성의 몸매나 상·하체 고루 근육이 멋지게 자리 잡은 남성의 몸매는 완성도 95% 이상에 해당됩니다.

각각의 목표 완성도에 걸맞은 식이와 운동을 병행해야 하는데 그에 따른 상당한 인내와 고통을 감수해야 합니다.

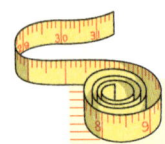

❶ 80% 완성도의 몸매

- 소요 기간 : 6개월 + 부담 없는 생활 다이어트
- 완성도(체지방률 기준) : 남성 10~15%, 여성 20~24%
- 식이 : 하루 세 끼 현미밥을 먹으면서도 가능. 어느 정도의 군것질 허용. 식이 스트레스 최소. 일반인들도 충분히 감내할 수 있는 수준.
- 운동 : 1시간 걷기 운동 + 하루 1시간, 일주일에 3~4회씩 웨이트 트레이닝

❷ 90% 완성도의 몸매

- 소요 기간 : 3년 이상
- 완성도(체지방률 기준) : 남성 5~10%, 여성 16~20%
- 식이 : 저탄수화물 고단백식, 각종 보충제 및 영양제. 상당한 식이 스트레스. 일반인들이 감내하기 쉽지 않음.
- 운동 : 30분 이내의 유산소 운동 + 하루 2시간, 일주일에 5회씩 고강도 웨이트 트레이닝

❸ 95% 완성도의 몸매

- 소요 기간 : 5년 이상
- 완성도(체지방률 기준) : 남성 5% 이내, 여성 16% 이내. 전문 빌더 & 피트니스 모델
- 식이 : 저탄수화물 고단백식, 각종 보충제 및 영양제(1개월에 100만 원 이상 소비)
- 운동 : 30분 이내의 유산소 운동 + 하루 2시간, 일주일에 5회씩 고강도 웨이트 트레이닝

집에서도 살 뺄 수 있는 트레이닝 방법

헬스클럽을 이용하지 않고서도 살을 뺄 수 있는 홈 트레이닝 방법입니다. 집에서도 자신의 조건에 맞는 체지방 감량과 멋진 몸을 만들 수 있죠. 덤벨 1kg 한 세트와 요가 매트는 기본으로 준비해야 합니다. 덤벨은 가능하면 2kg, 3kg 세트도 추가로 준비해 두세요.

❶ **비만이나 고도 비만으로 체지방 감량이 우선이라면**

유산소 운동

뚱아저씨가 고도 비만 시절 31kg를 감량한 방법이고, 뒤에 다이어트 성공 사례에 나오는 게이트 님도 25kg을 감량할 때까지는 걷기 운동에만 올인했었습니다.

❷ **과체중이거나 정상 체중으로 감량과 예쁜 몸매를 만들려면**

근육 운동(50%) + 유산소 운동(50%)

뚱아저씨가 성공적인 감량 후에 실행한 운동 방법입니다. 보통 운동 1시간, 인터벌 트레이닝을 40분간 했습니다. 게이트 님도 25kg을 감량한 후 추가로 8kg을 더 감량할 때 이 방법을 썼습니다.

❸ 근육을 집중적으로 늘리고 싶다면

<mark>근육 운동(80%) + 주 3회 30분 인터벌 트레이닝</mark>

뚱아저씨가 요즘 같은 유지·관리기에 하는 운동 방법입니다. 총 33kg 감량에 성공한 게이트 님도 최근 웨이트 트레이닝을 집중적으로 하고 있습니다.

홈 트레이닝에 앞서 체지방 감량이 절반, 근육량 증가가 절반을 차지하는 헬스장 운동 프로그램을 소개할게요. 키와 체중에 따라 차이가 있지만 여성 다이어터가 1,500kcal 식단을 유지하면서 군것질을 자제하고 이 운동을 꾸준히 하면 1개월에 적게는 1kg(정상 체중에서 약간 더 감량하려는 경우)에서 많게는 4~5kg(고도 비만 체형에서 감량할 경우) 감량 효과를 얻을 수 있습니다.

> **Tip**
>
> ### 운동 효과가 높은 시간대가 따로 있다?
>
> 운동을 어느 때 하면 좋은지를 묻는 분이 많은데, 그 대답은 늘 같습니다. 운동 효과만 따지면 시간대는 별 차이가 없습니다. 자신이 꾸준히 할 수 있는 시간대를 정하는 게 가장 중요해요. 빠른 감량이 목표라면 아침, 저녁으로 하루에 2번씩 꾸준히 하고, 시간이 여의치 않다면 하루에 한 번만 하세요.

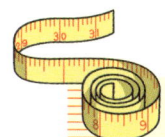

❶ 스트레칭 (5~10분)

❷ 웨이트 트레이닝 (30분, 월·수·금 상체, 화·목·토 하체) – 근육 운동

• 월·수·금 상체 근육 운동

버터플라이 → 체스트프레스 → 랫풀다운 → 스탠딩덤벨컬 → 덤벨숄더프레스 → 벤치딥스

※ 각 15회 3세트, 세트 간 휴식은 20초, 운동 간 휴식은 2분

• 화·목·토 하체 근육 운동

레그익스텐션 → 레그프레스 → 스쿼트(혹은 와이드스쿼트) → 런지

※ 각 15회 3세트, 세트 간 휴식은 20초, 운동 간 휴식은 2분

❸ 자전거 프로그램 운동 (20분) – 유산소 운동
❹ 인터벌 트레이닝 (20분) – 유산소 운동
❺ 복근 운동 (20분) – 근육 운동

크런치 → 사이드크런치 → 트위스트크런치 → 리버스크런치 → 슈퍼맨 자세

※ 5종 순환 1세트 기준, 15회 3세트

운동 목적에 따라 운동의 구성 방법 및 시간 배분이 달라질 수 있다는 점에 유념하세요.

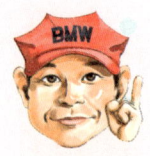

출산 후 아무리 노력해도 예전 몸매로 돌아가질 않는다고요?
소아비만으로 단 한 번도 날씬했던 적이 없었다고요?
뱃살과 팔뚝살 때문에 예쁜 옷은커녕 가리기에 급급했다고요?
BMW 다이어트를 만나기 전, 다이어터들의 실제 경험입니다.
시중의 그 어떤 다이어트로도 살이 안 빠졌어도 걱정하지 마세요.
밥만 현미밥으로 바꿔도 기적처럼 살이 빠지고 몸도 건강해진답니다.
묵은 살 확실하게 빼주는 BMW 다이어트의 생생한 수기를 공개합니다.

PART 3

BMW 다이어트로 인생이 달라졌다!

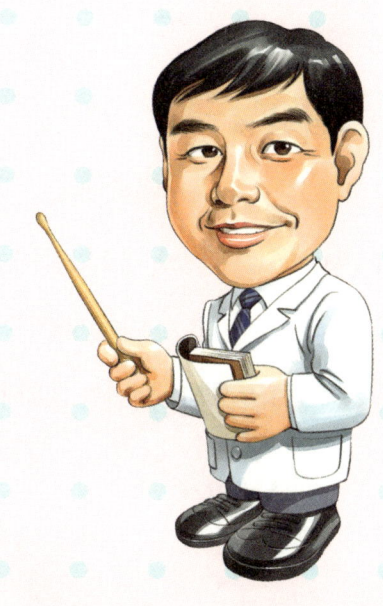

출산 후 망가진 몸매, BMW로 고쳤어요 _ID 딸기맘

−25kg

성별 : 여　　나이 : 33세　　키 : 158cm

몸무게 : 76kg → 51kg　　직업 : 딸 둘을 키우는 전업주부

비만도 : BMI 30.4　체지방률 42.5% → BMI 20.4　체지방률 24.7%

목표 : 지방 흡입이나 다이어트 한약의 유혹에 흔들리지 않고 살빼기

🐷 살빼기 전

임신 전에는 **49kg**의 날씬한 몸매였는데 아이 둘을 출산하고 키우면서 **27kg**이 쪘어요. 스트레스와 우울증도 매우 심했죠. 한약도 먹고 식욕 억제제도 먹고, 심지어 지방 흡입까지 하면서 1천만 원에 가까운 돈을 쏟아부었지만 번번이 실패해 매우 낙담하던 중이었어요.

🩹 뚱아저씨 처방

다이어트는 정직하게 해야 한다고 말씀하셨어요. 약이나 식품에 의존해 음식량을 줄이는 저열량 다이어트는 일시적인 체중 감량 효과가 있지만 다시 체중이 증가하니까 이제부터라도 용기를 내어 차근차근 도전하라고 하셨어요. '천리 길도 한 걸음부터'라는 말처럼 뜀박질을 하지 말고 걷듯이 다이어트를 하라고 말씀하셨어요.

🏋 운동 방법

아이들이 있어서 마음대로 외출하기가 힘들어 처음에는 러닝머신을 구입하려고 했죠. 그러자 뚱아저씨가 러닝머신을 임대해서 겨울 동안 러닝머신 걷기를 해보고 나서 결정하라고 조언을 해서 그대로 실천했어요. 3개월간 러닝머신을 임대해 아침에 30분, 저녁에 1시간 동안 꾸준히 걷기 운동을 했더니 12kg이 빠졌지 뭐예요. 뛸 듯이 기분이 좋았어요. 자신감도 붙어서 3개월을 추가로 임대해 9kg을 더 감량했고, 이후에는 러닝머신을 반납하고는 짬 나는 대로 야외 걷기 운동을 하면서 3kg을 더 뺐어요. 지금까지 총 25kg을 감량해서 아주 가뿐한 몸이 되었답니다.

🎯 식이 요법

아점(아침 겸 점심)으로 한 끼를 먹던 습관을 고치고 아침과 점심 식사를 각각 현미밥과 반찬으로 먹었어요. 오후 4시쯤에는 원두커피 한 잔과 과일 약간, 아몬드를 간식으로 먹었죠. 저녁에는 때에 따라 닭 가슴살 샐러드를 먹거나 현미밥 식단을 꾸준히 지켰고요. 가끔 외식을 하는데 양만 약간 줄이고 대화를 많이 하면서 먹었더니 스트레스도 안 생기고 예전처럼 식탐을 부리지 않게 되었지요.

> **저는 8개월에 걸쳐서** 총 **25kg**을 감량했어요. 예전 같았으면 '한 달 안에 **10kg** 감량'이라는 무리한 목표를 세우고 조급한 마음에 나쁜 다이어트의 유혹에 쉽게 넘어갔을 거예요. 현미밥 식단에 걷기 운동으로 정직하게 한 다이어트가 오히려 빠른 다이어트 성공의 비결이 되었죠. 무엇보다 좋은 점은 예전처럼 먹는 양을 확 줄이는 법이 없어서 식이 스트레스가 거의 사라지고 좋은 식습관을 갖게 돼 몸도 건강해졌다는 점이에요.
>
> 앞으로도 지금의 식습관을 유지하면서 짬 나는 대로 걷기 운동을 해서 날씬한 몸을 유지할 거예요. 최근에는 덤벨을 구입해서 뚱아저씨 블로그에 나오는 근육 운동 동영상을 따라하고 있는데 나름대로 재미도 있고 살에 탄력이 붙는 느낌이에요.

**47kg 감량해
예쁜 여친까지 얻었어요!** _ID 천공의 성

−47kg

성별 : 남   나이 : 26세   키 : 174cm
몸무게 : 122kg → 75kg   직업 : 회사원
비만도 : BMI 40.3   체지방률 40.2% → BMI 24.7   체지방률 15.4%
목표 : 살을 빼서 예쁜 여자 친구 사귀기!

🐷 살빼기 전

너무 뚱뚱하니까 소개팅도 뜸하고, 어쩌다 소개팅을 해도 자신감이 없었어요. 어느 여성도 나에게 전혀 호감을 느끼지 않았습니다.

🏥 뚱아저씨 처방

살을 빼기 위해 인터넷으로 걷기 운동에 대한 정보를 검색하다가 우연히 뚱아저씨를 알게 되었어요. 사이트를 꼼꼼히 둘러보고 나서 걷기 운동으로 다이어트에 성공할 수 있다는 확신을 갖게 되었습니다. 다이어트를 처음 시작할 때는 밥을 반 공기만 먹었는데 미칠 듯이 배가 고프고 허기가 져 참을 수 없었어요.

뚱아저씨에게 이야기를 했더니 밥의 양을 지나치게 줄이지 말고 아침은 2/3 공기, 점심은 한 공기, 저녁은 가능하면 닭 가슴살 샐러드나 밥 반 공기를 먹으라고 하더군요. 점심은 회사에서 먹더라도 최소한 아침만큼은 꼭 현미밥으로 챙겨먹으라는 당부의 말도 빼놓지 않고요. 그리고 회식 자리는 가능하면 양해를 구하고 피하되, 꼭 가야 하는 자리라면 삼겹살이나 회를 채소와 곁들여 푸짐하게 먹고 밥과 후식은 가급적 먹지 말라고 해서 그대로 실천했습니다.

🏋 운동 방법

시간이 없다는 핑계로 운동을 안했는데 다이어트를 시작하고 난 이후로는 점심 식사 후에 근처 공원에서 약 30분 동안 빨리 걷기 운동을 했습니다. 퇴근 후에는 함께 어울리던 직장 동료들에게 미리 양해를 구해 술자리에 빠지고 집까지 약 7km 되는 거리를 늘 걸어다녔어요.

40kg을 감량해서 체중이 82kg이 되고 난 후부터는 집 근처 헬스장에 등록했습니다. 인터벌 트레이닝 식으로 걷고 뛰는 운동을 40분 하고 30분간 웨이트 트레이닝을 했죠. 전엔 일요일만 되면 집에서 쉬기만 했는데 이제 가까운 산을 찾아 자주 오르니까 오히려 집에서 푹 쉴 때보다 몸이 더 개운해졌어요.

식이 요법

아침은 절대 거르지 않고 현미(잡곡)밥 2/3 공기와 반찬을 골고루 먹었습니다. 점심 식사는 동료들과 함께 먹되 국과 찌개는 가급적 건더기만 먹고 소금기가 많은 국물은 입에 대지 않았어요. 저녁에는 뚱아저씨처럼 닭 가슴살 샐러드를 먹었고 가끔 밥을 먹고 싶을 때는 양만 줄여서 먹었어요.

> '살을 빼고 나면 세상이 달라진다'는 말처럼 진짜로 세상이 달라지더군요. 몸에 있던 47kg이라는 엄청난 무게를 덜어내고 나니 몸과 마음이 모두 가벼워지고 건강에도 자신감이 붙었습니다. 몇 개월 전에 친구가 소개팅을 해줬는데 마침 제 맘에 쏙 드는 예쁜 여성이 나와 기분 좋게 대화를 했습니다. 현재 그 여성은 제 여친이 되었답니다.
>
> 그동안 살에 파묻혀서 제대로 숨조차 못 쉬던 인생이 이제 빛을 발하는 것 같아서 살맛이 나요. 앞으로도 꾸준히 건강하게 잘 유지하며 즐거운 인생을 살고 싶습니다!

현미밥 덕에 70대에 다이어트 성공! _ID 소영할머니

−5kg

성별 : 여 나이 : 71세 키 : 160cm
몸무게 : 65kg → 60kg 직업 : 주부
비만도 : BMI 25.4 체지방률 37% → BMI 23.4 체지방률 31%
목표 : 고혈압과 혈당을 낮추고 관절에 무리가 가지 않도록 건강하게 활동하기

🐷 살빼기 전

지난 7년 동안 한결같이 체중이 65kg이었어요. 나이가 들면서 관절염이 심해지고 척추 디스크까지 앓는 통에 거동하기가 쉽지 않았지요. 살을 좀 빼면 나을까 싶었지만 운동하기도 힘든 상황이라서 어떻게 하면 좋을지 몰랐어요.

🏥 뚱아저씨 처방

무리하게 운동하지 말고 우선 쌀밥을 현미(잡곡)밥으로 바꾸라고 하더군요. 그리고 그 전에 먹던 양에서 한 숟갈만 덜고 식탁에 오이와 양배추, 상추, 브로콜리와 같은 채소를 푸짐히 놓고 먹으라고도 하고요. 특히 생선을 잘 챙겨 먹으라고 해서 일주일에 서너 번은 고등어 자반구이를 먹었지요.

🏋 운동 방법

특별한 운동은 하지 않고 가볍게 산책을 하거나 장을 보았어요.

🥗 식이 요법

아침, 점심, 저녁 모두 현미(잡곡)밥과 채소로 만든 반찬을 먹었지요. 고기는 일주일에 한두 번, 생선은 일주일에 서너 번을 먹었습니다. 달걀 옷을 입힌 버섯 요리도 자주 즐기고 기름에 튀길 일이 있을 때는 올리브유를 약간 넣고 찜을 찌듯이 요리했어요.

> 그다지 많이 노력한 것 같지는 않은데 기적처럼 5kg이나 빠졌어요. 한결 몸이 가벼워져서 움직이기도 편해졌지요. 밥만 쌀밥에서 현미잡곡밥으로 바꾸었을 뿐인데…. 현미잡곡밥으로 식사를 하니까 처음에는 좀 까끌까끌한 느낌이었는데 익숙해지니까 식감도 더 좋았어요.

거식증도 고치고, 이제 즐겁게 살빼요 _ID 푸르츠0214

-23kg

성별 : 여   나이 : 17세   키 : 162cm
몸무게 : 70kg → 47kg   직업 : 학생
비만도 : BMI 26.7 체지방률 38% → BMI 17.9 체지방률 16.6%
        → BMI 17.9 체지방률 18.2%
목표 : 원하는 음식을 먹으며 날씬한 몸 유지하기

🐷 살빼기 전

초저열량 다이어트를 시작하기 전에는 친구들에게 뚱뚱하다는 놀림을 숱하게 받았어요. 제 스스로 거울만 봐도 자신감이 없었죠. 독하게 마음먹고 6개월간 아침 1/3 공기, 점심 1/3 공기만 먹고, 저녁에는 사과 반 개 또는 단호박만 먹고 23kg을 뺐어요. 그로 인한 스트레스는 정말 말도 못해요. 언제부터인가 습관처럼 먹고 싶은 빵과 과자를 막 삼키다가 자책감에 먹은 걸 죄다 토했고, 그 뒤에는 음식을 꺼리는 거식 증세까지 나타났죠. 생리도 끊긴지 3개월이 넘었어요. 다시 살찌는 게 너무 두려웠어요.

똥아저씨 처방

다이어트를 할 때는 식이 스트레스를 받지 않고 행복하게 유지하는 것이 살빼기만큼이나 중요하다고 말씀하셨어요. 지금처럼 지나치게 적게 먹는 초저열량 다이어트는 평생 할 수 없으니까 우선 하루에 1,200kcal 열량을 섭취하되 현미잡곡밥을 먹으면서 건강한 체질로 개선하자고 하셨죠. 그리고 난 후 점점 식사량을 늘려서 보통 사람들이 정상적으로 먹는 수준보다 약간 적은 1,500kcal를 유지하라고 하셨어요.

그전까지 하루에 500kcal만 먹던 제게 1,200kcal를 먹으라고 하니까 더럭 겁이 났어요. 똥아저씨가 알려준 처방대로 하면 초저열량 다이어트를 할 때보다 적게는 2kg, 많게는 5kg이 늘어날 거라고 했어요. 단 1kg이라도 몸무게가 늘어난다고 생각하면 너무 두려웠어요. 하지만 처음에만 체중이 조금 늘었다가 다시 안정되면 줄어들고 몸도 정상으로 회복되어 생리도 하고, 식이 스트레스에서도 해방될 거라는 말씀에 한번 믿어보기로 하고 시작했죠.

운동 방법

원체 적게 먹으면서 걷기 운동을 꾸준히 했기 때문에 예전처럼 걷기 운동을 했어요. 거기에다가 뚱아저씨가 일러준 근육 운동을 매일 40분씩 했더니 처져보이던 팔뚝살과 허벅지살, 뱃살에 탄력이 생기기 시작했어요. 정상적인 식단으로 돌아온 지 벌써 5개월이 됐는데 체중은 1kg만 늘었어요. 몸도 건강해지고 탄력도 생겼답니다.

식이 요법

아침엔 현미(잡곡)밥 반 공기, 점심은 학교 급식으로 밥 반 공기에 반찬은 주는대로 먹었어요. 저녁엔 현미(잡곡)밥 1/3 공기와 반찬을 먹고 식사 때마다 단백질 보충을 위해서 두부 100g이나 삶은 달걀을 챙겨먹었죠. 요즘에는 아침, 점심은 2/3 공기로 식사량을 점점 늘려가면서 다른 친구들과 맞춰나가고 있어요. 전에는 가족들이 외식하자고 하면 저만 빠져서 집에서 혼자 사과나 단호박을 먹었는데 지금은 가족들과 함께 가끔 외식도 하고 고기도 먹으러 다녀요.

> **다이어트는 살만 빼면 성공**이라고 생각했는데 막상 너무 힘들게 살을 빼고 나니까 스트레스가 엄청 심했어요. 거식증, 폭식증에 시달리면서 인터넷으로 치료 방법을 검색하다가 다행히도 똥아저씨를 알게 되어서 많은 위안도 받고 응원에 힘입어 올바른 식사법과 근육 운동도 배우게 되었어요.
> 똥아저씨를 몰랐다면 저는 지금도 음식을 보면 먹지도 못하고 벌벌 떨다가 결국 폭식을 하고 토하는 일만 반복하며 힘들게 생활하고 있을지도 몰라요. 똥아저씨, 정말 고맙습니다!

직장인 뱃살, 공원 걷기로 해결했어요 _ID 행복한 계절

−22kg

성별 : 남 나이 : 38세 키 : 172cm
몸무게 : 94kg → 72kg 직업 : 회사원
비만도 : BMI 31.8 체지방률 35.3% → BMI 24.3 체지방률 17%
목표 : 고혈압(160/100)을 정상 혈압으로 내리기, 32인치 바지 입기

🐷 살빼기 전

직장생활을 하면서 늘 자동차로 출퇴근을 했고, 종종 2차, 3차까지 이어지는 회식에도 절대 빠지지 않았습니다. 게다가 운동 부족이니 계속 살만 찌더군요. 몸무게가 100kg에 가까워지고 언제부터인가 뒷목도 뻣뻣하게 아파서 '어느 날 갑자기 쓰러지지 않을까'라는 불안감에 늘 시달렸습니다.

🩹 뚱아저씨 처방

밥만 바꿔도 BMW 다이어트는 시작이라며, 일단 밥부터 현미(잡곡)밥으로 바꾸라고 조언해 주셨어요. 그리고 직장에 다니면서 매일 운동하는 게 쉽지 않으니 자투리 시간을 이용하라고 권유해 주셨고요. 다이어트는 로또에 당첨되듯이 한 번에 대박 나는 경우는 없다면서, 살을 찌우는 생활습관을 하나씩 고쳐나가는 게 중요하다고 강조하셨죠.

🏋 운동 방법

매일 점심 식사 후 담배 피던 습관을 버리고 30분간 회사 근처의 여의도 공원을 빠른 걸음으로 한 바퀴씩 돌았습니다. 저녁에는 일주일에 4회 이상 헬스클럽에 가서 러닝머신으로 걷기 운동을 했고요.

🥢 식이 요법

아침은 대충 우유만 한 잔 마시던 습관을 버리고 꼭 밥 반 공기라도 먹고 출근했습니다. 아내에게 얘기해 현미(잡곡)밥으로 바꿨는데, 집에 아이들도 있고 해서 100% 현미밥으로는 못하고 현미와 쌀과 잡곡을 3분의 1씩 섞었습니다. 점심에도 먹을 수 있도록 현미밥만큼은 싸왔어요. 저녁에는 불필요한 회식을 줄이고 집에 일찍 와서 닭 가슴살을 먹거나 현미밥을 먹었습니다.

> **이 핑계 저 핑계 대다보니** 한도 끝도 없이 살이 찌기 시작해서 그로 인한 스트레스가 참 많았습니다. 어떻게 살을 뺄까 고민하며 인터넷을 검색하다가 저보다 몇 살 위인 뚱아저씨의 다이어트 성공 사례를 보고 크게 자극 받았습니다. 걷기 운동을 처음 시작할 때는 물집이 생기고 다리가 아파 오는 데다 도시락까지 싸서 다니는 게 귀찮았는데 이제는 습관이 돼서 괜찮습니다.
> 저 같은 직장인들은 점심 때 자투리 시간을 잘 활용하면 좋을 것 같아요. 나름대로 운동을 열심히 하고 식단과 음주도 잘 조절해서 다이어트에 성공한 것 같습니다.

소아비만 안녕~ 33kg을 빼고 인기녀로 등극했어요 _ID 게이트

−33kg

성별 : 여   나이 : 22세   키 : 167cm
몸무게 : 90kg → 57kg   직업 : 유학생
비만도 : BMI 32.27   체지방률 43% → BMI 20.44   체지방률 20%
목표 : 날씬한 우리 언니가 입는 스키니한 옷 함께 입기

🐷 살빼기 전

어린 시절부터 소아비만이 있어서 그 스트레스가 이만 저만이 아니었어요. 제 바로 위에 날씬한 언니가 있는데 어른들이 늘 언니와 비교하면서 "네가 언니 것 다 뺏어 먹으니까 너만 살찌잖아."라는 말이 정말 듣기 싫었어요. 나름대로 다이어트를 한다고 했지만 살 빼기가 힘들어 중간에 포기한 적도 많아요.

미국에서 유학 생활을 하면서부터는 햄버거와 패스트푸드로 주식을 해결했더니 90kg까지 살이 쪘지 뭐예요? 안되겠다 싶어서 걷기 운동과 적게 먹는 다이어트를 했지만 늘 배가 고파서 스트레스가 심했어요.

인터넷을 검색하다가 뚱아저씨를 알게 되었는데 이것이 인생의 전환점이 될 줄이야! 아주 특별한 계기였어요.

뚱아저씨 처방

운동을 심하게 하지 말고 식사는 가급적 현미밥으로 챙겨 먹으라고 하셨어요. 대신 유학 생활을 하다보면 현미밥을 챙기기가 힘들테니까 시리얼에 우유를 먹더라도 통곡물 시리얼을 먹으라고 권하시더군요. 그리고 저녁은 닭 가슴살 샐러드를 먹으라고 했는데 다행히 제가 워낙 육식을 좋아해서 닭 가슴살도 잘 맞는 편이었죠.

운동 방법

저와 같은 고도 비만자는 체지방을 집중적으로 덜어내는 유산소 운동부터 시작하는 게 좋다고 해서 오직 걷기 운동에만 매진했는데 효과 만점이었어요. 체중을 **22kg** 감량하기 전까지 걷기 운동만 했는데 체력도 아주 좋아졌고요. 그 후에는 똥아저씨 조언대로 웨이트 트레이닝을 하고 취미로 복싱도 하게 되었는데 둘 다 재미있었어요.

식이 요법

아침은 주로 현미밥이나 통곡물 시리얼을 먹었어요. 현미는 한인이 운영하는 가게에서 구했고, 통곡물 시리얼은 제 입맛에 잘 맞는 올브랜을 먹었어요. 이곳에서는 파티가 자주 열리는데 저는 닭 가슴살을 싸가서 그릴에 구워서 먹곤 했어요.

예전에는 햄버거나 감자튀김 같은 패스트푸드를 무척 좋아했는데 다이어트를 하면서부터는 패스트푸드를 거의 안 먹고 현미밥 식습관을 유지하고 있어요.

살을 빼고 나니 인생이 달라졌어요! 살이 쪘을 때는 저를 쳐다 보지도 않던 남자애들이 지금은 하루에 평균 2~3명씩 전화번호를 물어봐요. 예전에 소개팅할 때 저를 거들떠 보지도 않던 남자애가 지금은 쫓아다니면서 만나달라고 졸라요. 그래서 남자친구 있다고 보기 좋게 걷어차 주었죠. ㅋㅋ
날마다 다른 남자애들이 저녁을 사주고 영화표도 사주고 그래요. 길을 가다가 사진 모델 하라는 제의도 받았어요. 예전에는 상상조차 할 수 없던 일이죠.
지금도 매일 유산소 운동(빨리 걷기 혹은 가벼운 조깅) 30분에 근력 운동(웨이트 트레이닝) 30~40분, 킥 복싱을 한 시간 정도 해요. 몸매를 예쁘게 만들려고 바디 쉐이핑에 중점을 두고 운동하고 있어요.
만약 여러분이 고도 비만이라면 유산소 운동에 중점을 두라고 조언해 드리고 싶어요. 저도 68kg이 될 때까지 근력 운동은 전혀 하지 않았어요. 유산소 운동으로 우선 체지방을 빼는 데 중점을 두었죠. 더운 날씨에 열심히 운동해서 꼭 다이어트에 성공하시고요~ 저도 계속 열심히 할게요!
마지막으로 긴 글 읽어주셔서 감사하고요, 항상 신경 써주시고 조언해주시는 우리 뚱아저씨께 다시 한번 감사의 말씀 전합니다!!